本书为国家财政部、国家中医药管理局 2017 年中医药公共卫生服务补助专项"全国中药资源普查项目"财社〔2017〕66 号结题成果。

梅州中草药图鉴 I

MEIZHOU
ZHONGCAOYAO
TUJIAN I

廖富林　杨和生　牟利辉　蓝木香　杨期和　编著

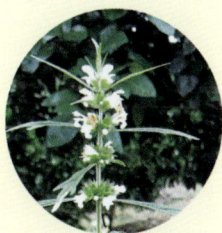

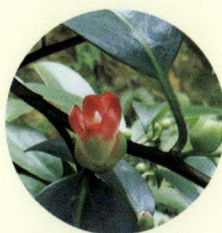

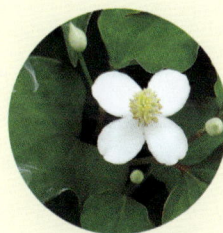

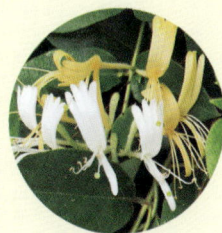

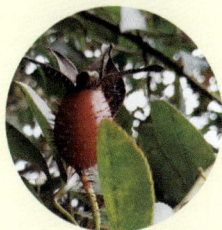

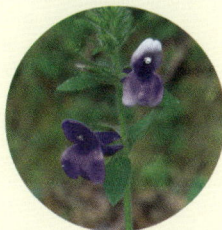

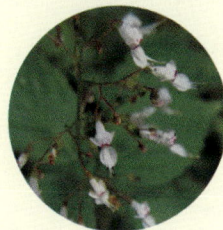

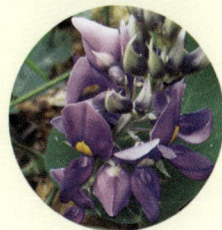

暨南大学出版社
JINAN UNIVERSITY PRESS

中国·广州

图书在版编目（CIP）数据

梅州中草药图鉴. I / 廖富林，杨和生，牟利辉，蓝木香，杨期和编著. —广州：暨南大学出版社，2019.12

ISBN 978 - 7 - 5668 - 2834 - 7

Ⅰ.①梅…　Ⅱ.①廖…②杨…③牟…④蓝…⑤杨…　Ⅲ.①中草药—梅州—图谱
Ⅳ.①R282-64

中国版本图书馆 CIP 数据核字（2019）第 286291 号

梅州中草药图鉴 I

MEIZHOU ZHONGCAOYAO TUJIAN I

编著者：廖富林　杨和生　牟利辉　蓝木香　杨期和

··

出 版 人：徐义雄
责任编辑：张仲玲　武艳飞
责任校对：刘舜怡　王燕丽
责任印制：汤慧君　周一丹

出版发行：暨南大学出版社（510630）
电　　话：总编室（8620）85221601
　　　　　营销部（8620）85225284　85228291　85228292（邮购）
传　　真：(8620) 85221583（办公室）　85223774（营销部）
网　　址：http://www.jnupress.com
排　　版：广州良弓广告有限公司
印　　刷：深圳市新联美术印刷有限公司
开　　本：787mm×1092mm　1/16
印　　张：9.5
字　　数：201 千
版　　次：2019 年 12 月第 1 版
印　　次：2019 年 12 月第 1 次
定　　价：59.00 元

编写说明

　　一、本书收集了梅州境内 386 种野生或栽培植物药。关于各类植物药的科名排序，蕨类植物按秦仁昌 1978 年系统，裸子植物按郑万钧 1975 年系统，被子植物按哈钦松 1934 年系统排列，科内属与种名按拉丁字母顺序排列。每种植物药的中文名及学名参照《中国植物志》。每味药物的内容包括中文名、别名、科属、拉丁学名、药用、性味、功能、主治等 8 项。

　　1. 中文名、科属、拉丁学名：以《中国植物志》规范命名为准。

　　2. 别名：主要采用地方别名。

　　3. 性味：性分寒、热、温、凉、微寒、微温、平 7 类，味分辛、甘、酸、苦、咸、淡、涩 7 类。

　　4. 功能：介绍药物的主要功能。

　　5. 主治：介绍功能相应的主治病症。

　　二、本书的每种中草药均配以原植物彩色图片。原植物图片均为本书作者在梅州境内实地拍摄，图片力求真实反映植物的形态特征和生长环境，尽量拍摄植物的花果等识别特征，以全面呈现药用植物的鉴别特征。

　　三、本书可供从事中药学、植物学、生态学等研究人员使用，也可供从事林业管理、海关检验检疫、自然保护区管理和环境规划评估等部门工作人员参考，是研究粤东乃至华南地区中草药资源不可缺少的一部工具书。

　　四、本书编撰过程中，嘉应学院生命科学学院廖金盛、黎铝冰、黎芷琪、黄圆等同学整理了部分资料，在此致以谢意！

作　者

2019 年 8 月

前　言

　　梅州位于广东省东北部，地处北纬 23°23′~24°56′、东经 115°18′~116°56′，东北邻福建的武平、上杭、永定、平和四县，西北接江西寻乌、会昌县，西连河源的龙川、紫金县，西南、南面与汕尾的陆河县、揭阳的揭东和揭西县相接，东南面和潮州的潮安区、饶平县相连。其行政区划辖梅江区、梅县区、兴宁市、五华县、平远县、蕉岭县、大埔县、丰顺县。该区总面积 15 835.7km²，地处五岭山脉以南，地势北高南低，境内 85% 左右的面积为海拔 500m 以下的丘陵山地，海拔千米以上的山峰有 9 座，其中铜鼓嶂为最高峰，海拔 1 559.5m。梅州属亚热带季风气候区，是南亚热带和中亚热带气候区的过渡地带，年降雨量 1 692.5mm，年均温 21.3℃。梅州独特的地理环境（南亚热带与中亚热带的过渡地带）和优越的气候条件，孕育了丰富的药用植物资源。

　　客家先辈从中原举族南迁，有不少定居在梅州山区，先辈们为克服缺医少药的困境，利用山区丰富的药用植物资源，就地取材，用以保健与防治疾病，有些偏方、秘方至今还相传使用，但草药名字多以地方别名命名，用名混乱，常常出现同名异物和一物多名现象，难以查考原植物。迄今为止，梅州还没有一部图文并茂、实用性强，可供大家认知的彩色中草药图谱出版。因此，为了传承和发展客家先辈积淀的认药、用药等方面的中医药文化，帮助大家更加直观地识别与利用中草药，作者结合在梅州境内开展野外调查、采集标本、拍摄照片、民间走访、查阅考证相关中草药文献的基础上，完成了本书的编撰。

作　者
2019 年 8 月

目 录
CONTENTS

乌毛蕨科	乌毛蕨	*Blechnum orientale* L.	008
乌毛蕨科	苏铁蕨	*Brainea insignis* (Hook.) J. Sm.	008
乌毛蕨科	狗脊	*Woodwardia japonica* (L. f.) Sm.	009
实蕨科	华南实蕨	*Bolbitis subcordata* (Cop.) Ching	009
骨碎补科	圆盖阴石蕨	*Humata tyermanni* Moore	009
肾蕨科	肾蕨	*Nephrolepis auriculata* (L.) Trimen	010
水龙骨科	线蕨	*Colysis elliptica* (Thunb.) Ching	010
水龙骨科	江南星蕨	*Microsorum fortunei* (T.Moore) Ching	010
槲蕨科	槲蕨	*Drynaria roosii* Nakaike	011
苏铁科	苏铁	*Cycas revoluta* Thunb.	011
松科	马尾松	*Pinus massoniana* Lamb.	011
杉科	杉木	*Cunninghamia lanceolata* (Lamb.) Hook.	012
罗汉松科	罗汉松	*Podocarpus macrophyllus* (Thunb.) D. Don	012
罗汉松科	竹柏	*Podocarpus nagi* (Thunb.) Zoll. et Mor ex Zoll.	012
红豆杉科	南方红豆杉	*Taxus chinensis* (Pilger) Rehd. var. *mairei* (Lemee et Levl.) Cheng et L. K. Fu	013
红豆杉科	曼地亚红豆杉	*Taxus media* Rehd.	013
买麻藤科	买麻藤	*Gnetum montanum* Markgr.	013
木兰科	含笑花	*Michelia figo* (Lour.) Spreng.	014
番荔枝科	假鹰爪	*Desmos chinensis* Lour.	014
番荔枝科	瓜馥木	*Fissistigma oldhamii* (Hemsl.) Merr.	014
樟科	阴香	*Cinnamomum burmanni* (Nees et T. Nees) Blume	015
樟科	樟	*Cinnamomum camphora* (L.) Presl	015
樟科	黄樟	*Cinnamomum porrectum* (Roxb.) Kosterm.	015
樟科	山鸡椒	*Litsea cubeba* (Lour.) Pers.	016
樟科	豺皮樟	*Litsea rotundifolia* Hemsl.var.*oblongifolia* (Nees) Allen	016
毛茛科	柱果铁线莲	*Clematis uncinata* Champ.	016

紫金牛科	虎舌红	*Ardisia mamillata* Hance	080
紫金牛科	山血丹	*Ardisia punctata* Lindl.	080
紫金牛科	罗伞树	*Ardisia quinquegona* Bl.	080
紫金牛科	鲫鱼胆	*Maesa perlarius* （Lour.） Merr.	081
安息香科	白花龙	*Styrax faberi* Perk.	081
马钱科	白背枫	*Buddleja asiatica* Lour.	081
马钱科	钩吻	*Gelsemium elegans* （Gardn. & Champ.） Benth.	082
木犀科	茉莉花	*Jasminum sambac* （L.） Ait. Hort. Kew	082
木犀科	小蜡	*Ligustrum sinense* Lour.	082
木犀科	木犀	*Osmanthus fragrans* （Thunb.） Lour.	083
夹竹桃科	链珠藤	*Alyxia sinensis* Champ. ex Benth.	083
夹竹桃科	酸叶胶藤	*Ecdysanthera rosea* Hook. et Arn.	083
夹竹桃科	尖山橙	*Melodinus fusiformis* Champ. ex Benth.	084
夹竹桃科	络石	*Trachelospermum jasminoides* （Lindl.） Lem.	084
山矾科	光叶山矾	*Symplocos lancifolia* Sieb. et Zucc.	084
山矾科	白檀	*Symplocos paniculata* （Thunb.） Miq.	085
茜草科	水团花	*Adina pilulifera* （Lam.） Franch. ex Drake	085
茜草科	茜树	*Aidia cochinchinensis* Lour.	085
茜草科	丰花草	*Borreria stricta* （L. f.） G. Mey.	086
茜草科	流苏子	*Coptosapelta diffusa* （Champ. ex Benth.） Van Steenis	086
茜草科	狗骨柴	*Diplospora dubia* （Lindl.） Masam.	086
茜草科	栀子	*Gardenia jasminoides* Ellis	087
茜草科	白花蛇舌草	*Hedyotis diffusa* Willd	087
茜草科	牛白藤	*Hedyotis hedyotidea* （DC.） Merr.	087
茜草科	细梗耳草	*Hedyotis tenuipes* Hemsl.	088
茜草科	龙船花	*Ixora chinensis* Lam. Encycl.	088
茜草科	西南粗叶木	*Lasianthus henryi* Hutchins.	088

茜草科	羊角藤	*Morinda umbellata* L. subsp. *obovata* Y. Z. Ruan	**089**
茜草科	玉叶金花	*Mussaenda pubescens* Ait. f.	**089**
茜草科	短小蛇根草	*Ophiorrhiza pumila* Champ. ex Benth.	**089**
茜草科	鸡矢藤	*Paederia scandens*（Lour.）Merr.	**090**
茜草科	九节	*Psychotria rubra*（Lour.）Poir.	**090**
茜草科	墨苜蓿	*Richardia scabra* Linn.	**090**
茜草科	六月雪	*Serissa japonica*（Thunb.）Thunb.	**091**
茜草科	白马骨	*Serissa serissoides*（DC.）Druce	**091**
茜草科	白花苦灯笼	*Tarenna mollissima*（Hook.et Arn.）Rob.	**091**
忍冬科	忍冬	*Lonicera japonica* Thunb.	**092**
忍冬科	接骨木	*Sambucus williamsii* Hance	**092**
菊科	藿香蓟	*Ageratum conyzoides* L.	**092**
菊科	艾	*Artemisia argyi* Levl. et Van.	**093**
菊科	青蒿	*Artemisia carvifolia* Buch. –Ham. ex Roxb. Hort. Beng.	**093**
菊科	白苞蒿	*Artemisia lactiflora* Wall.ex DC.	**093**
菊科	三脉紫菀	*Aster ageratoides* Turcz.	**094**
菊科	钻叶紫菀	*Aster subulatus* Michx.	**094**
菊科	鬼针草	*Bidens pilosa* L.	**094**
菊科	东风草	*Blumea megacephala*（Randeria）Chang et Tseng	**095**
菊科	野茼蒿	*Crassocephalum crepidioides*（Benth.）S. Moore	**095**
菊科	野菊	*Dendranthema indicum*（L.）Des Moul.	**095**
菊科	菊花	*Dendranthema morifolium*（Ramat.）Tzvel.	**096**
菊科	地胆草	*Elephantopus scaber* L.	**096**
菊科	一点红	*Emilia sonchifolia*（L.）DC.	**096**
菊科	鼠麴草	*Gnaphalium affine* D. Don	**097**
菊科	羊耳菊	*Inula cappa*（Buch. –Ham.）DC.	**097**
菊科	马兰	*Kalimeris indica*（L.）Sch. –Bip.	**097**

藤石松

别名	石子藤、舒筋草。
科属	石松科、石松属。
学名	*Lycopodiastrum casuarinoides*（Spring）Holub ex Dixit
药用	全草。
性味	性平，味微甘，无毒。
功能	舒筋活血，明目，解毒。
主治	风湿骨痛，跌打损伤，夜盲症，小儿盗汗，哮喘。

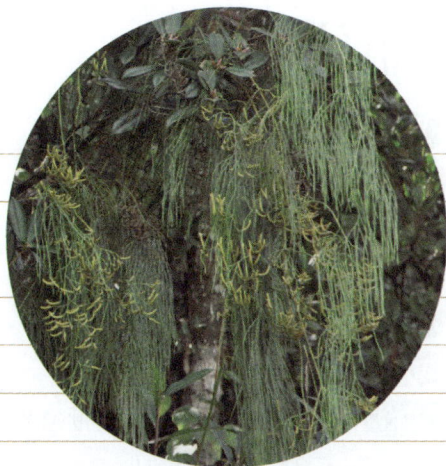

垂穗石松

别名	铺地蜈蚣、伸筋草。
科属	石松科、垂穗石松属。
学名	*Palhinhaea cernua*（L.）Vasc. et Franco
药用	全草。
性味	性平，味微甘。
功能	清热利湿，活血止血。
主治	病毒性肝炎，痢疾，咳嗽，胃痛，便血，小便不利，闭经，目赤，荨麻疹，跌打损伤。

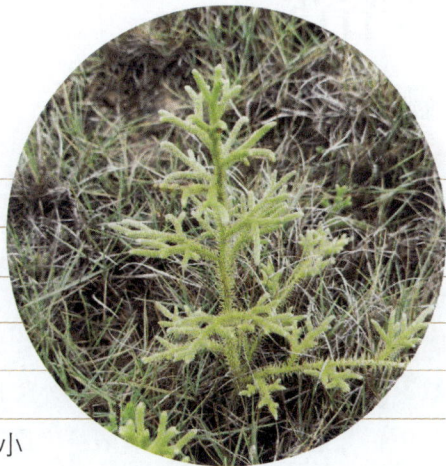

深绿卷柏

别名	壁上麒麟、正号田鸡爪（大埔）、龙鳞草（潮汕）。
科属	卷柏科、卷柏属。
学名	*Selaginella doederleinii* Hieron.
药用	全草。
性味	性寒，味苦。
功能	清热凉血解毒，祛痰，止痢，止痛，外用止血。
主治	痢疾，急性黄疸，急性肠胃炎，感冒发热，急性喉炎，淋巴结炎，白带，外治刀伤出血。

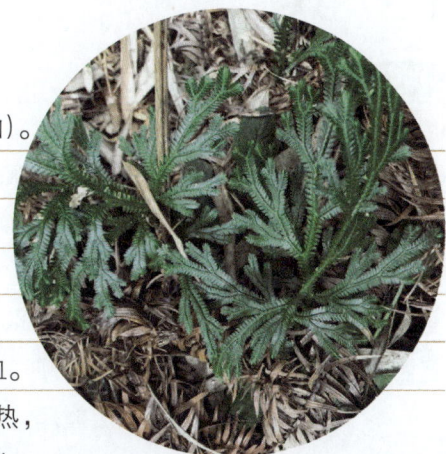

江南卷柏

别名	岩柏草、黄疸卷柏。
科属	卷柏科、卷柏属。
学名	*Selaginella moellendorffii* Hieron.
药用	全草。
性味	性平，味微甘。
功能	清热利尿，活血消肿。
主治	急性传染性肝炎，胸胁腰部挫伤，全身浮肿，血小板减少。

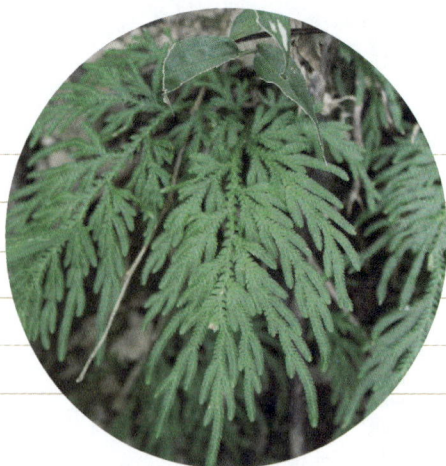

节节草

别名	驳节草、木贼草。
科属	木贼科、木贼属。
学名	*Equisetum ramosissimum* Desf.
药用	全草。
性味	性凉，味甘、微苦。
功能	宣肺清热，疏肝明目。
主治	风热感冒，鼻衄热林，外障目赤，翳膜遮眼，眼病而兼有表征者最宜。

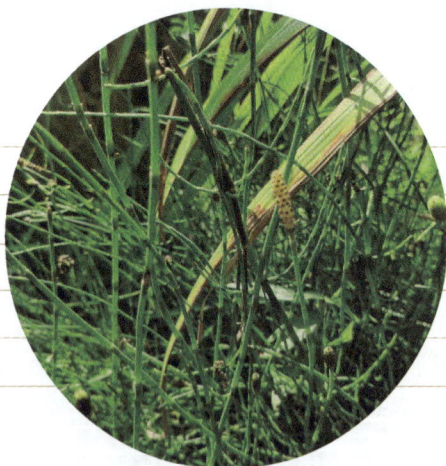

芒 萁

别名	路萁、铁狼萁。
科属	里白科、芒萁属。
学名	*Dicranopteris dichotoma*（Thunb.）Berhn.
药用	枝叶、根茎。
性味	性微温，味甘、淡。
功能	清热解毒，祛瘀消肿，散瘀止血。
主治	冻伤，痔疮，血崩，鼻衄，小儿高热，跌打损伤，痈肿，风湿瘙痒，毒蛇咬伤，烫火伤，外伤出血。

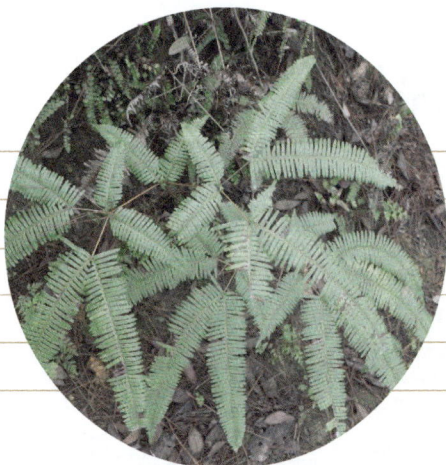

中华里白

别名	华里白。
科属	里白科、里白属。
学名	*Hicriopteris chinensis*（Ros.）Ching
药用	根、茎。
性味	性凉，味微苦、微涩。
功能	止血，接骨。
主治	鼻衄，骨折。

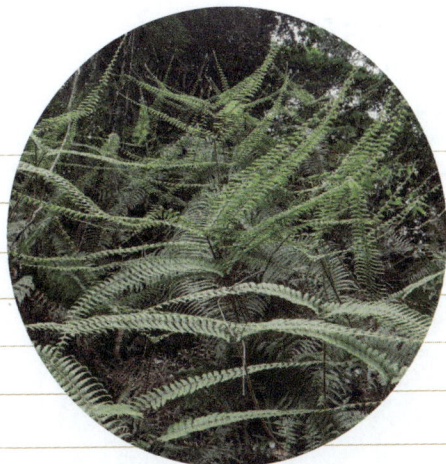

海金沙

别名	罗网藤、叮咚藤、海金沙藤。
科属	海金沙科、海金沙属。
学名	*Lygodium japonicum*（Thunb.）Sw.
药用	全草。
性味	性寒，味甘。
功能	清热，利水，通淋。
主治	尿路感染，结石，肾炎水肿，小便短赤，肠炎痢疾。

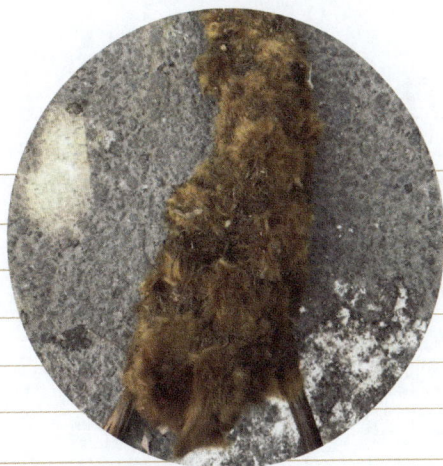

金毛狗

别名	黄狗头（兴宁），猴头（五华、大埔），金毛狗脊（广州）。
科属	蚌壳蕨科、金毛狗属。
学名	*Cibotium barometz*（L.）J. Sm.
保护级别	国家重点保护野生植物二级，渐危种。
药用	根、茎。
性味	性温，味苦、甘。
功能	补肝肾，强腰膝，除风湿。
主治	风寒骨痛，腰肌劳损，四肢麻木，黄毛外敷治创伤出血。

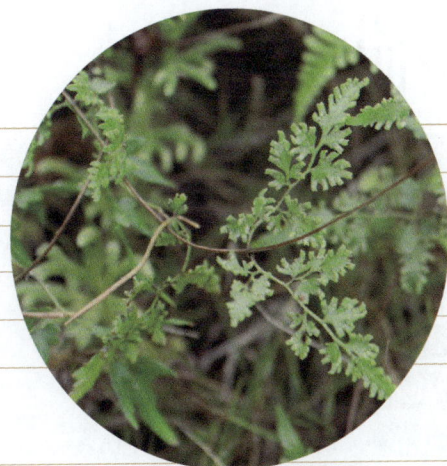

华南鳞盖蕨

别名	鳞盖蕨。
科属	碗蕨科、鳞盖蕨属。
学名	*Microlepia hancei* Prantl
药用	全草。
性味	性寒，味微苦。
功能	清热除湿。
主治	肝胆湿热，身面发黄。

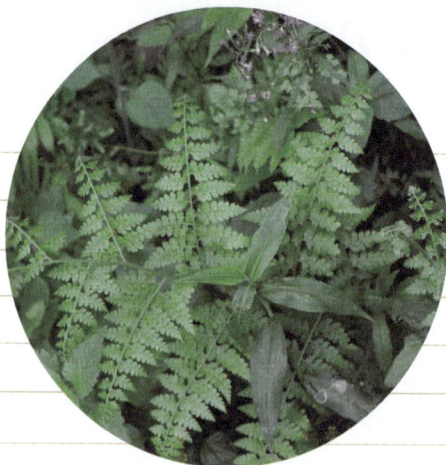

团叶陵齿蕨

别名	鱼眼蕨、七星剑、团叶鳞始蕨。
科属	陵齿蕨科、陵齿蕨属。
学名	*Lindsaea orbiculata*（Lam.）Mett. ex Kuhn
药用	全草。
性味	性凉，味苦。
功能	清热解毒，止血。
主治	痢疾，疮疖，枪弹伤。

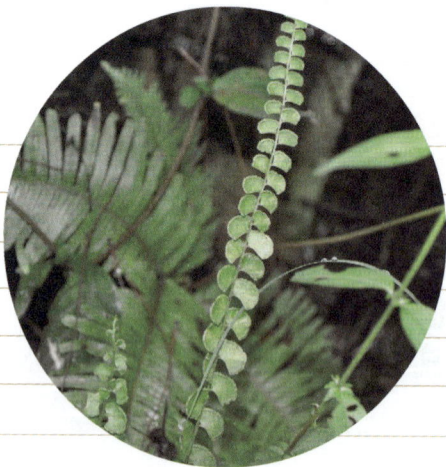

乌　蕨

别名	乌韭。
科属	陵齿蕨科、乌蕨属。
学名	*Stenoloma chusanum*（Linn.）Ching
药用	全草。
性味	性寒，味微苦。
功能	清热解毒，利湿，止血。
主治	感冒发热，咳嗽，肠炎，痢疾，口疮，烫火伤，毒伤，狂犬咬伤，外伤出血。

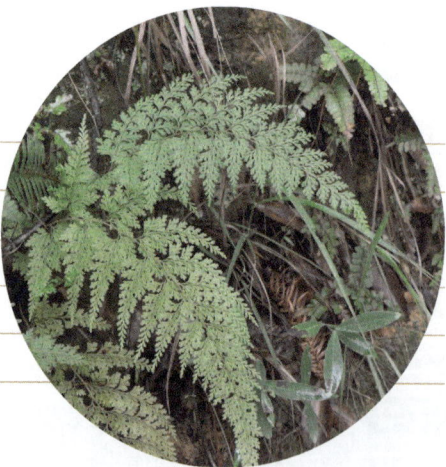

全缘凤尾蕨

别名	鸡脚莲、井口边草、巴墙草。
科属	凤尾蕨科、凤尾蕨属。
学名	*Pteris insignis* Mett. ex Kuhn
药用	全株。
性味	性凉，味微苦。
功能	清热解毒，活血祛瘀。
主治	痢疾，咽喉肿痛，瘰疬诸症，黄疸，风湿，血尿及各种出血症。

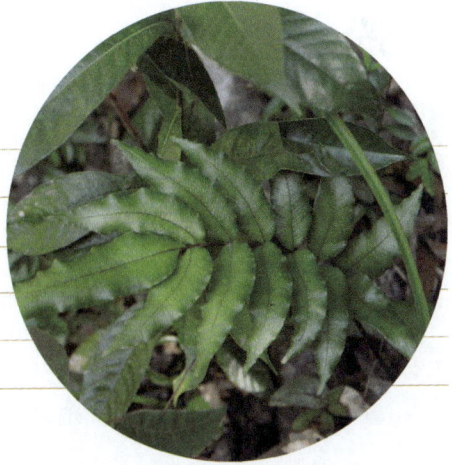

井栏边草

别名	凤尾草。
科属	凤尾蕨科、凤尾蕨属。
学名	*Pteris multifida* Poir.
药用	全草。
性味	性凉，味甘、淡、涩。
功能	清热利湿，解毒止痢，凉血止血。
主治	菌痢，急性肠炎，黄疸性肝炎，便血，尿血，鼻衄，咽喉肿痛，泌尿性炎症。

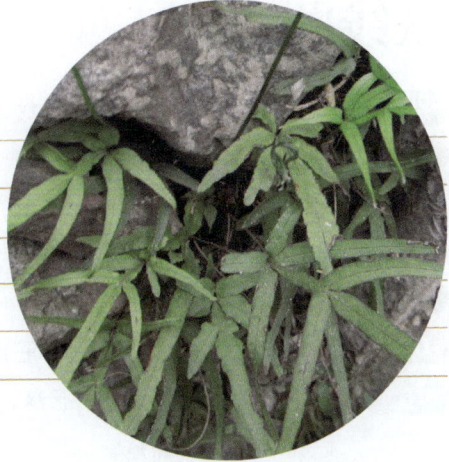

半边旗

别名	单片芽、侧面虎、关刀茪。
科属	凤尾蕨科、凤尾蕨属。
学名	*Pteris semipinnata* L.
药用	全草。
性味	性平，味辛。
功能	清热解毒，收敛止泻。
主治	菌痢，无名肿毒，外伤出血，毒蛇咬伤。

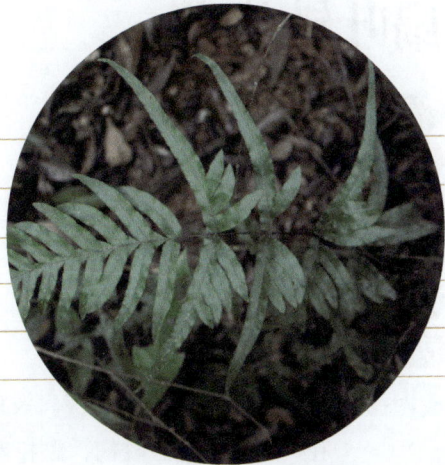

蜈蚣草

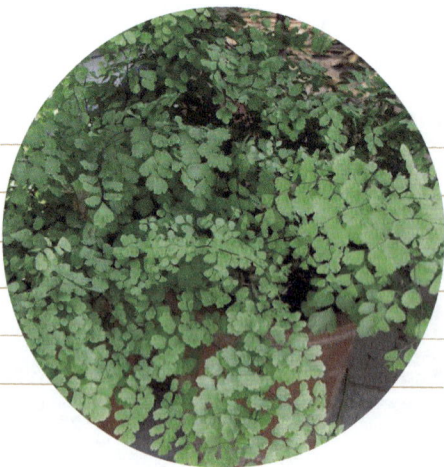

别名	飞天蜈蚣、百足草。
科属	凤尾蕨科、凤尾蕨属。
学名	*Pteris vittata* L.
药用	茎、叶。
性味	性微寒，味淡、涩。
功能	解毒消肿，清咽散结。
主治	蛇伤，蜈蚣虫咬伤，疮痈，咽喉肿痛，扁桃体炎。

铁线蕨

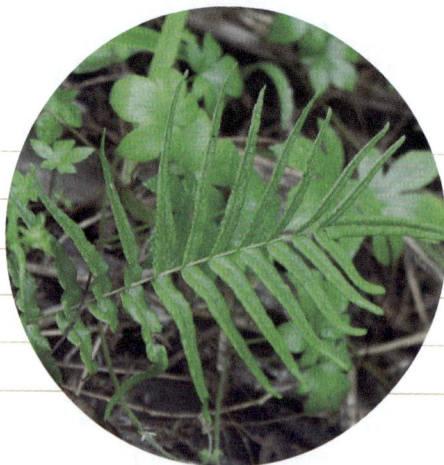

别名	铁丝草、少女的发丝、铁线草。
科属	铁线蕨科、铁线蕨属。
学名	*Adiantum capillus-veneris* L.
药用	全草。
性味	性凉，味苦。
功能	清热利尿，散瘀止血，舒筋活络。
主治	风湿瘙痹拘挛，半身不遂，劳伤吐血，跌打，刀伤，臁疮。

扇叶铁线蕨

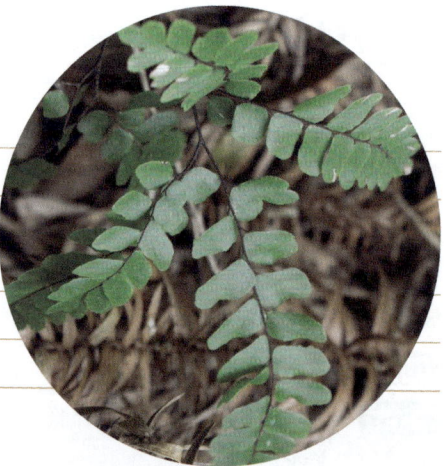

别名	乌脚枪、铁线草。
科属	铁线蕨科、铁线蕨属。
学名	*Adiantum flabellulatum* L.
药用	全草。
性味	性凉，味辛、苦。
功能	清热利湿，解毒散结。
主治	流感发热，泄泻，痢疾，黄疸，石淋，痈肿，瘰疬，蛇虫咬伤，跌打肿痛。

华南毛蕨

别名	密毛毛蕨。
科属	金星蕨科、毛蕨属。
学名	*Cyclosorus parasiticus*（L.）Farwell.
药用	全草。
性味	性平，味辛。
功能	清热除湿。
主治	风湿筋骨痛，风寒感冒，痢疾发热。

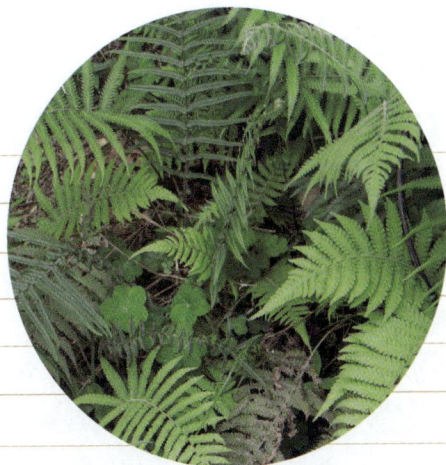

圣　蕨

别名	铁甲草。
科属	金星蕨科、圣蕨属。
学名	*Dictyocline griffithii* Moore
药用	根、茎。
性味	性平，味辛。
功能	息风止痉。
主治	急慢惊风，中风面瘫，破伤风。

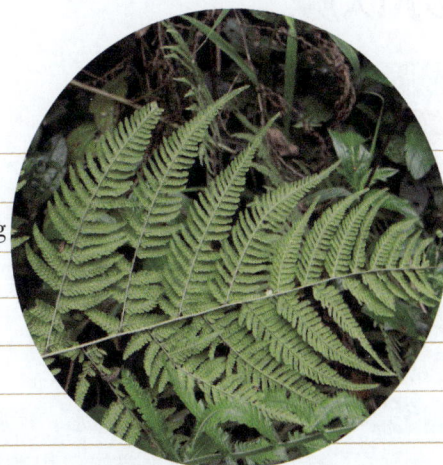

针毛蕨

别名	光叶金星蕨。
科属	金星蕨科、针毛蕨属。
学名	*Macrothelypteris oligophlebia*（Bak.）Ching
药用	根状茎。
性味	性寒，味苦。
功能	清热解毒，止血，消肿，杀虫。
主治	烧、烫伤，外伤出血，疖肿，蛔虫病。

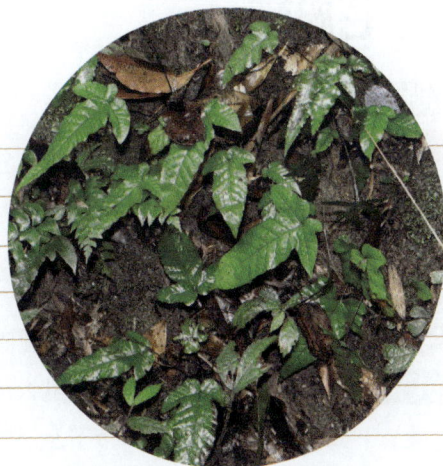

单叶新月蕨

别名	新月蕨、百叶草。
科属	金星蕨科、新月蕨属。
学名	*Pronephrium simplex*（Hook.）Holtt.
药用	全草。
性味	性凉，味甘、微涩。
功能	清热解毒，利湿止泻，消食导滞。
主治	蛇咬伤，咽喉肿痛，湿热泻痢，肛门灼热肿痛，食积不化，脘腹胀满。

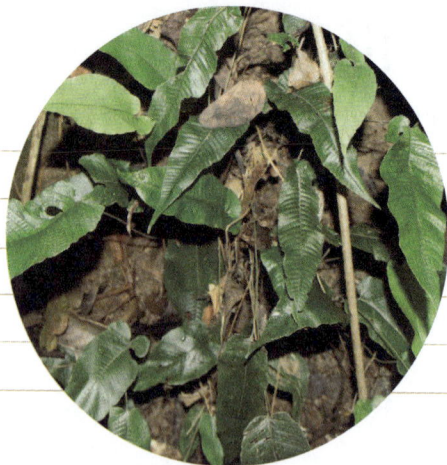

乌毛蕨

别名	龙船蕨。
科属	乌毛蕨科、乌毛蕨属。
学名	*Blechnum orientale* L.
药用	根、茎。
性味	性凉，味微苦。
功能	清热解毒，活血散瘀，除湿健脾胃。
主治	感冒，头痛，腮腺炎，痈肿，跌打损伤，鼻衄，吐血，血崩，带下及肠道寄生虫。

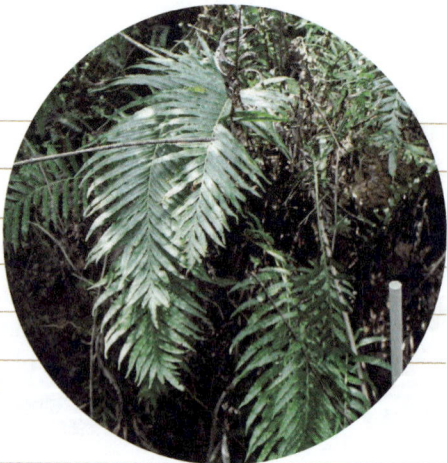

苏铁蕨

别名	贯众、凤尾草。
科属	乌毛蕨科、苏铁蕨属。
学名	*Brainea insignis*（Hook.）J.Sm.
保护级别	国家重点保护野生植物二级，渐危种。
药用	根、茎。
性味	性微寒，味苦、涩。
功能	清热解毒，止血，杀虫。
主治	风热感冒，湿热斑疹，痄腮，血痢衄血，肠风便血，血崩带下，虫积腹痛，热毒疮疡。

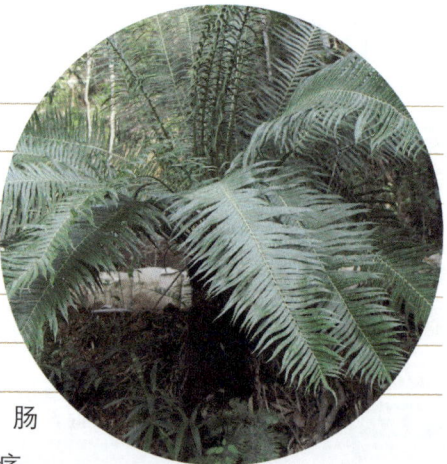

狗 脊

别名	金毛狗脊。
科属	乌毛蕨科、狗脊蕨属。
学名	*Woodwardia japonica* (L. f.) Sm.
药用	根、茎。
性味	性平,味苦,无毒。
功能	镇痛、利尿及强壮之效。
主治	肾虚腰痛脊强,足膝软弱无力,风湿痹痛,遗尿,尿频,遗精,白带。

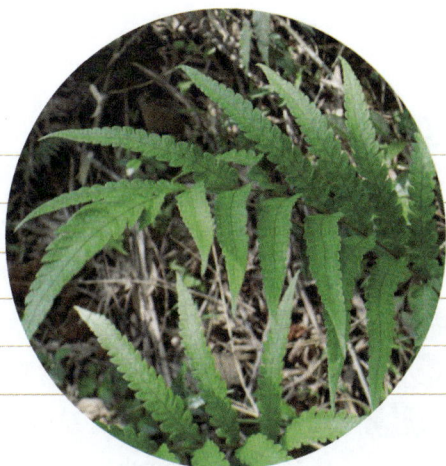

华南实蕨

别名	海南实蕨。
科属	实蕨科、实蕨属。
学名	*Bolbitis subcordata* (Cop.) Ching
药用	全草。
性味	性凉,味微苦、涩。
功能	活血散瘀,清热利尿,敛肺止咳。
主治	跌打损伤,热淋,肺痨久咳。

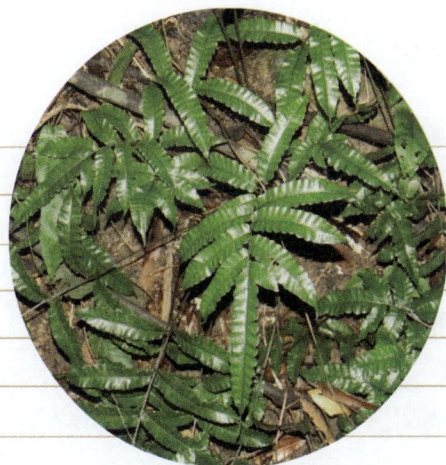

圆盖阴石蕨

别名	阴石蕨。
科属	骨碎补科、阴石蕨属。
学名	*Humata tyermanni* Moore
药用	根状茎。
性味	性凉,味酸、微辛。
功能	祛风活血,消肿止痛。
主治	风湿痹痛,湿热黄疸,咳嗽,哮喘,肺痈,乳痈,牙龈肿痛,白喉,淋病,带下,蛇伤。

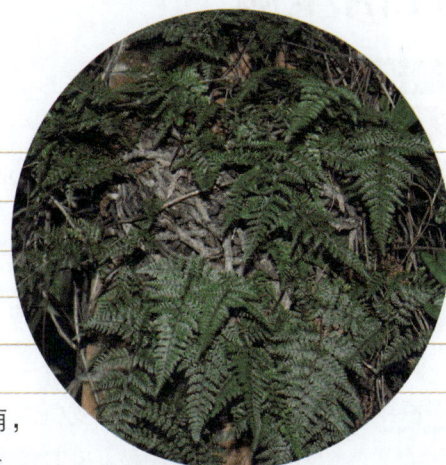

肾 蕨

别名	圆羊齿、天鹅抱蛋。
科属	肾蕨科、肾蕨属。
学名	*Nephrolepis auriculata*（L.）Trimen
药用	全草和块茎。
性味	性平，味苦、辛。
功能	清热利湿，宁肺止咳，软坚消积。
主治	感冒发热，咳嗽，肺结核咯血，痢疾，急性肠炎，黄疸，淋浊，小便涩痛，疝气，乳痈，瘰疬，烫伤，刀伤。

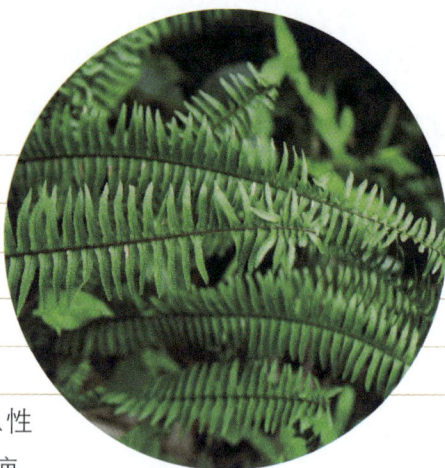

线 蕨

别名	椭圆线蕨、羊七莲。
科属	水龙骨科、线蕨属。
学名	*Colysis elliptica*（Thunb.）Ching
药用	全草。
性味	性凉，味微苦、涩。
功能	活血散瘀，清热利尿，敛肺止咳。
主治	跌打损伤，热淋，肺痨久咳。

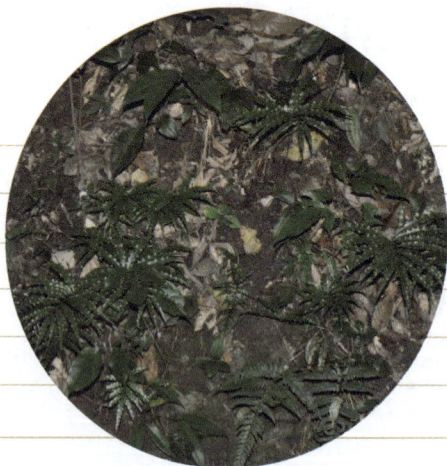

江南星蕨

别名	福氏星蕨、大星蕨。
科属	水龙骨科、星蕨属。
学名	*Microsorum fortunei*（T. Moore）Ching
药用	全草。
性味	性凉，味甘、淡、微苦。
功能	清热解毒，利尿，祛风除湿，凉血止血，消肿止痛。
主治	流行性感冒，哮喘，支气管炎，黄疸，小儿惊风，肺痨咳嗽，风湿性关节炎。

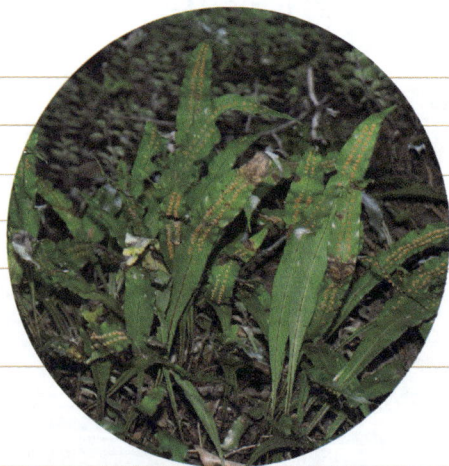

槲 蕨

别名	骨碎补。
科属	槲蕨科、槲蕨属。
学名	*Drynaria roosii* Nakaike
药用	全草。
性味	性温，味苦。
功能	活血止痛，强筋壮骨。
主治	风湿性关节炎，腰肌劳损，跌打骨折，耳鸣，牙痛。

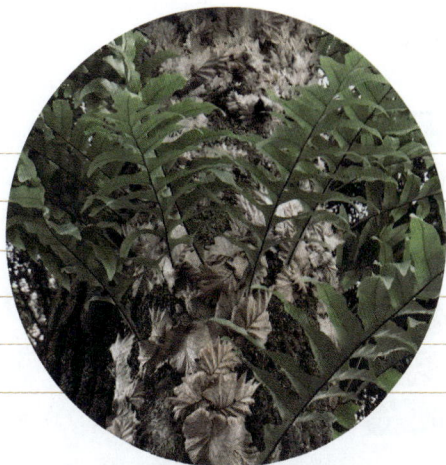

苏 铁

别名	铁树、凤尾松。
科属	苏铁科、苏铁属。
学名	*Cycas revoluta* Thunb.
药用	根、茎、叶、花、种子。
性味	性凉，味苦、涩。
功能	清热，止血，祛痰。
主治	咳嗽，痢疾，跌打刀伤。

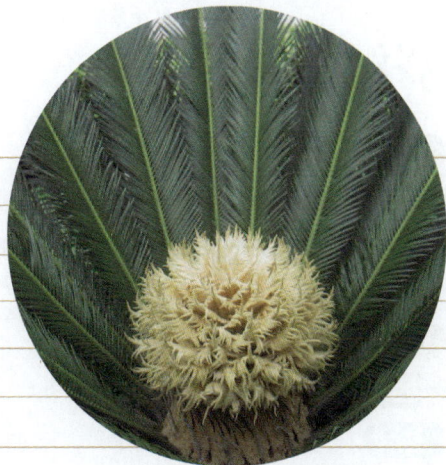

马尾松

别名	青松、山松、松树。
科属	松科、松属。
学名	*Pinus massoniana* Lamb.
药用	松针、松香、松花粉、松节、松根。
性味	松针：性温、味苦。松香：性温、味甘。松花粉：性温、味甘。松节：性温、味苦。松根：性温、味苦。
功能	祛风通络，益胃安神，止血生肌。
主治	神经衰弱，营养性水肿，流脑，流感，风湿骨痛，疮痈肿毒。

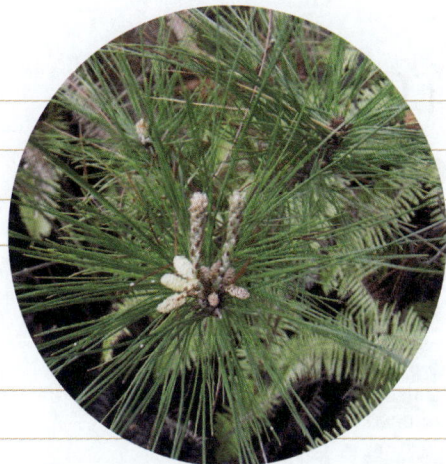

杉 木

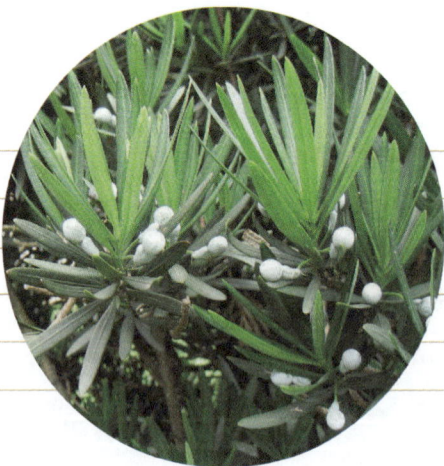

别名	杉、沙树。
科属	杉科、杉木属。
学名	*Cunninghamia lanceolata*〔Lamb.〕Hook.
药用	苗、叶、皮。
性味	性微温，味辛。
功能	活血祛瘀，解毒止痒。
主治	半身不遂，风湿牙痛，白带。外治跌打损伤，皮肤疮疡，湿疹，皮炎，漆中毒。

罗汉松

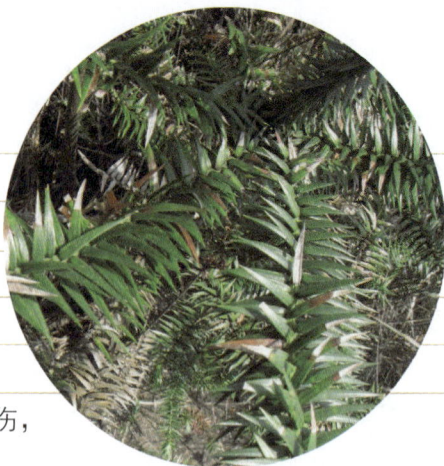

别名	罗汉杉、金钱松、仙柏。
科属	罗汉松科、罗汉松属。
学名	*Podocarpus macrophyllus*〔Thunb.〕D. Don
药用	根皮、叶、种子、花托。
性味	性平、微温，味甘、淡。
功能	活血止血，止痛，益气补中，补肾益肺。
主治	外用跌打损伤，疥癣，咳血吐血。也可用于心胃疼痛，血虚面色萎黄。

竹 柏

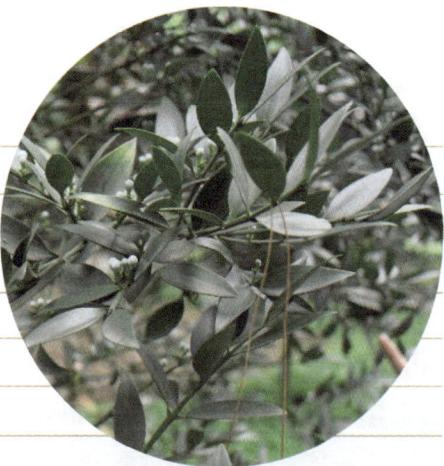

别名	椤树、大果竹柏。
科属	罗汉松科、罗汉松属。
学名	*Podocarpus nagi*〔Thunb.〕Zoll. et Mor ex Zoll.
药用	根、茎、叶、种子。
性味	性平，味淡、涩。
功能	止血，接骨。
主治	外伤出血，骨折。

南方红豆杉

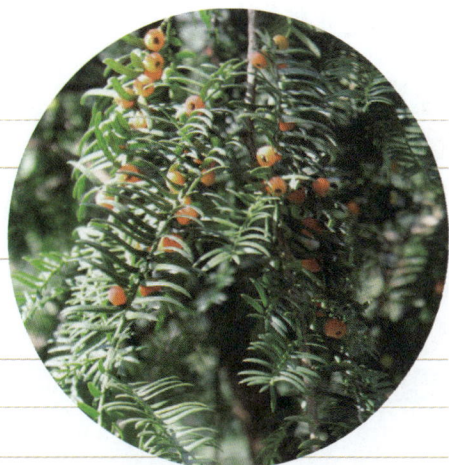

别名	红豆杉、美丽红豆杉。
科属	红豆杉科、红豆杉属。
学名	*Taxus chinensis*（Pilger）Rehd. var. *mairei*（Lemee et Levl.）Cheng et L. K. Fu
药用	根、茎、叶、种子，红豆杉的提取物——紫杉醇。
性味	性温，味甘。
功能	驱虫，消积食，利尿消肿，抗癌。
主治	食积，蛔虫病，肾炎浮肿。

曼地亚红豆杉

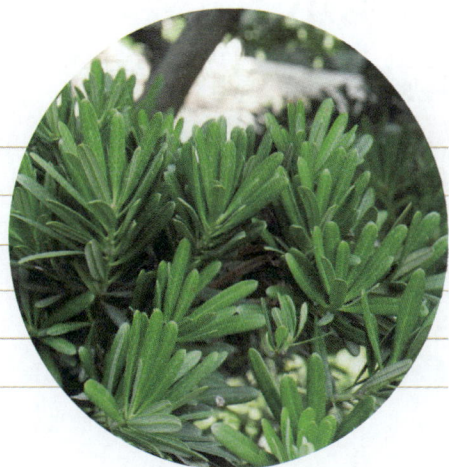

别名	墨绿红豆杉。
科属	红豆杉科、红豆杉属。
学名	*Taxus media* Rehd.
药用	枝、叶、根。
性味	性温，味甘。
功能	利尿消肿，抗癌。
主治	多种癌症，各种疾病的并发症，心脏搭桥手术后消炎和动脉硬化。

买麻藤

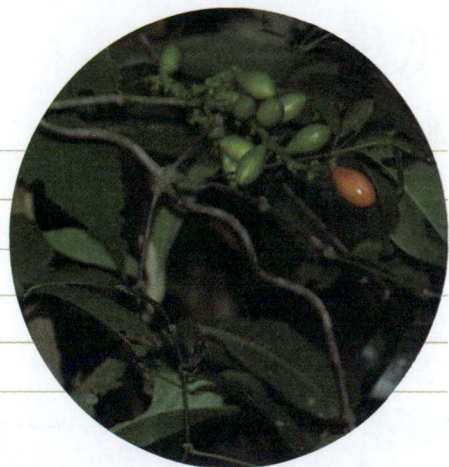

别名	竹节藤、麻骨风。
科属	买麻藤科、买麻藤属。
学名	*Gnetum montanum* Markgr.
药用	藤茎。
性味	性温，味苦。
功能	祛风除湿，活血散瘀。
主治	风湿性腰腿痛，筋骨酸软，跌打损伤，毒蛇咬伤。

含笑花

别名	含笑。
科属	木兰科、含笑属。
学名	*Michelia figo*（Lour.）Spreng.
药用	花。
性味	性平，味苦、涩。
功能	祛瘀生新，活血止痛。
主治	月经不调，痛经，胸肋间作痛。

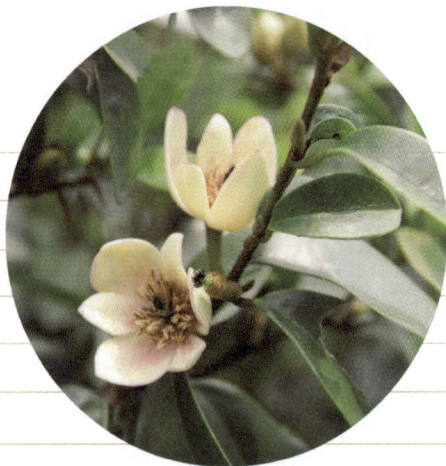

假鹰爪

别名	酒饼叶、半夜兰。
科属	番荔枝科、假鹰爪属。
学名	*Desmos chinensis* Lour.
药用	根。
性味	性温，味辛。
功能	祛风止痛，行气化瘀。
主治	风湿痹痛，跌打损伤，痛经，产后瘀滞腹痛，消化不良，胃痛腹胀。

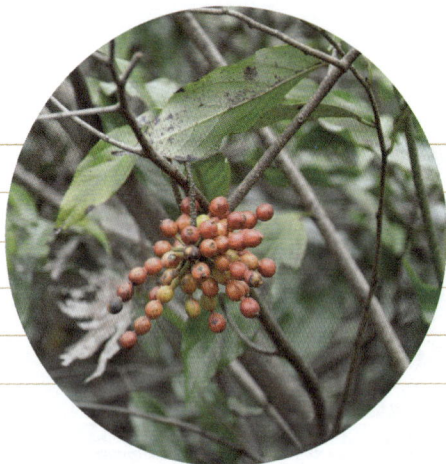

瓜馥木

别名	山龙眼藤（梅县）、狗夏茶、飞杨藤。
科属	番荔枝科、瓜馥木属。
学名	*Fissistigma oldhamii*（Hemsl.）Merr.
药用	根、茎、叶。
性味	性温，味微辛。
功能	祛风活血。
主治	坐骨神经痛，关节炎，跌打损伤。

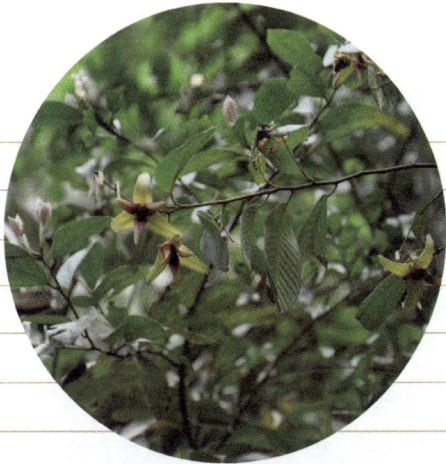

阴 香

别名	山玉桂、野樟树、香桂。
科属	樟科、樟属。
学名	*Cinnamomum burmanni*〔Nees et T. Nees〕Blume
药用	根、茎、叶。
性味	性温，味辛。
功能	祛风湿，止泻。
主治	寒湿腹泻，腹痛痢疾，风湿骨痛。

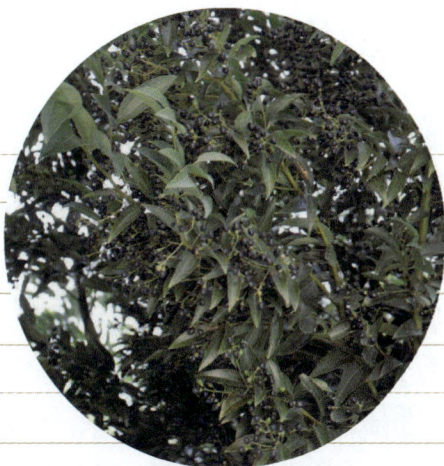

樟

别名	香樟木。
科属	樟科、樟属。
学名	*Cinnamomum camphora*〔L.〕Presl
药用	根、果。
性味	性温，味辛。
功能	祛风通窍，温中定痛，消食化滞。
主治	感冒风寒，胃肠炎，心腹气痛，消化不良，寒湿骨痛，跌打损伤。

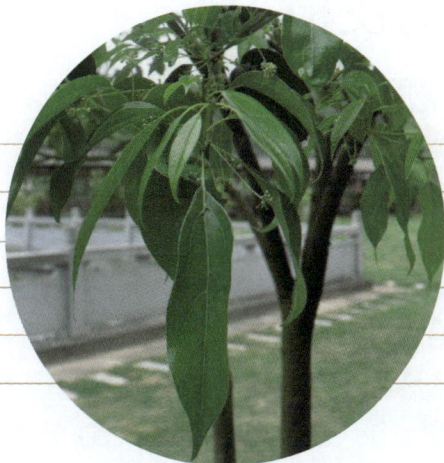

黄 樟

别名	樟、香樟木、大叶樟。
科属	樟科、樟属。
学名	*Cinnamomum porrectum*〔Roxb.〕Kosterm.
药用	根、果。
性味	性温，味辛，气香。
功能	祛风通窍，温中定痛，消食化滞。
主治	感冒风寒，胃肠炎，心腹气痛，消化不良，寒湿骨痛，跌打损伤。

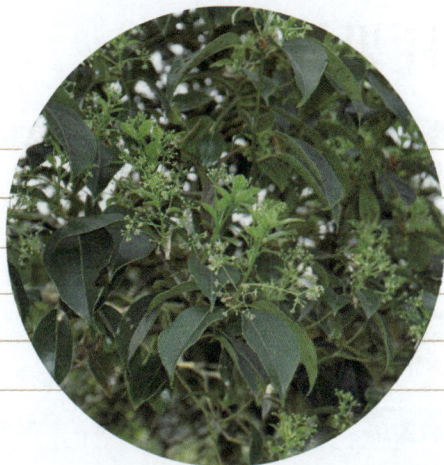

山鸡椒

别名	山苍子、山苍树。
科属	樟科、木姜子属。
学名	*Litsea cubeba*（Lour.）Pers.
药用	根。
性味	性温，味辛。
功能	祛风除湿，温中散寒，行气活血。
主治	感冒风寒，水肿脚气，风寒湿痹，产后腹痛，血瘀痛经，气滞胃寒之脘腹胀满。

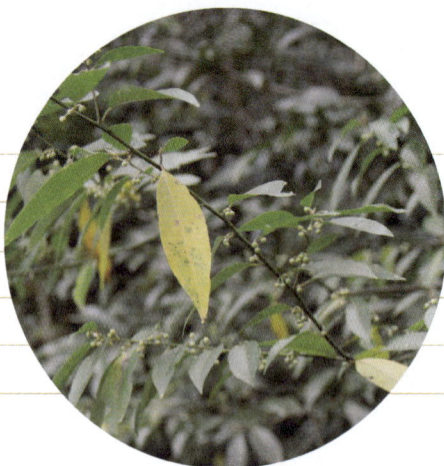

豺皮樟

别名	豹皮樟、清香剑、皮叶仔。
科属	樟科、木姜子属。
学名	*Litsea rotundifolia* Hemsl. var. *oblongifolia*（Nees）Allen
药用	根、叶。
性味	性温，味辛甘，气香。
功能	祛风除湿，行气止痛。
主治	感冒风寒，风湿痹痛，痛经，产后腰痛，胃痛，跌打损伤。

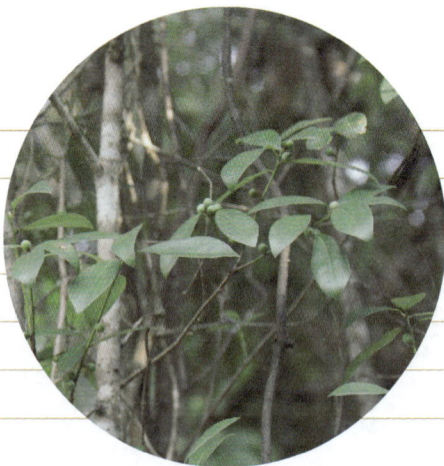

柱果铁线莲

别名	小叶光板力刚、花木通、猪娘藤。
科属	毛茛科、铁线莲属。
学名	*Clematis uncinata* Champ.
药用	根。
性味	性寒，味苦、辛。
功能	祛风除湿，舒筋活络，镇痛。
主治	风湿性关节痛，牙痛，骨鲠喉。

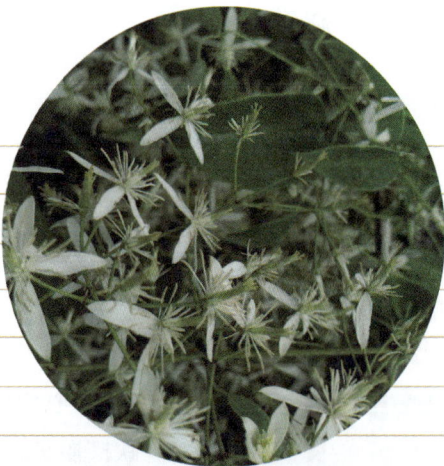

十大功劳

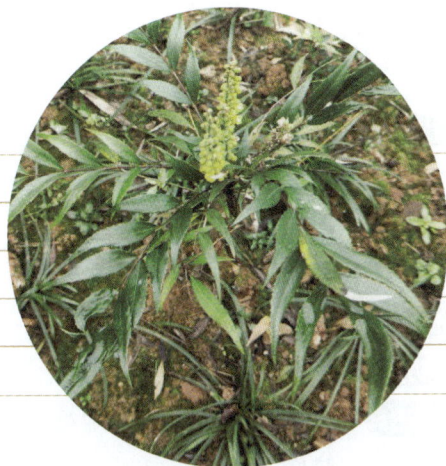

别名	土黄连、树黄连、华南十大功劳。
科属	小檗科、十大功劳属。
学名	*Mahonia fortunei* (Lindl.) Fedde
药用	叶、茎、根。
性味	性寒，味苦。
功能	清热泻火，解毒止痢。
主治	肺结核，咳嗽，咯血，慢性支气管炎，头晕，耳鸣，胃肠炎，痢疾，痈疽疔毒。

野木瓜

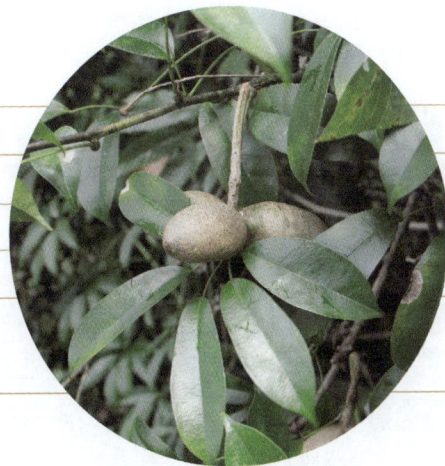

别名	七叶莲、沙引藤、山芭蕉。
科属	木通科、野木瓜属。
学名	*Stauntonia chinensis* DC.
药用	全株。
性味	性温，味甘。
功能	舒筋活络，镇痛排脓，解热利尿，通经导湿。
主治	腋部生痛，膀胱炎，风湿骨痛，跌打损伤，水肿脚气等。据研究，对三叉神经痛、坐骨神经痛有较好的疗效。

毛叶轮环藤

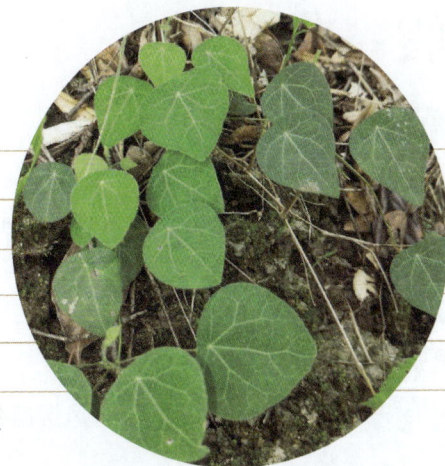

别名	毛篓箕藤、银不换、金锁匙。
科属	防己科、轮环藤属。
学名	*Cyclea barbata* Miers
药用	根。
性味	性寒，味苦。
功能	散热解毒，散瘀止痛。
主治	急性扁桃体炎，咽喉炎，牙痛，胃痛，腹痛，胃肠炎，疟疾，跌打损伤。

细圆藤

别名	广藤根。
科属	防己科、细圆藤属。
学名	*Pericampylus glaucus*（Lam.）Merr.
药用	根。
性味	性平，味辛。
功能	清热解毒，利咽，止咳。
主治	疮疖痈肿痛，咽喉肿痛，咳嗽，毒蛇咬伤。

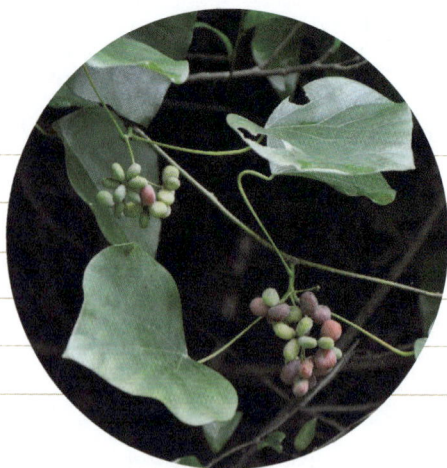

山 蒟

别名	无。
科属	胡椒科、胡椒属。
学名	*Piper hancei* Maxim.
药用	茎、叶。
性味	性温，味辛。
功能	祛风湿，强腰膝，止咳，止痛。
主治	风湿痹痛，扭挫伤，风寒感冒，咳嗽，跌打损伤。

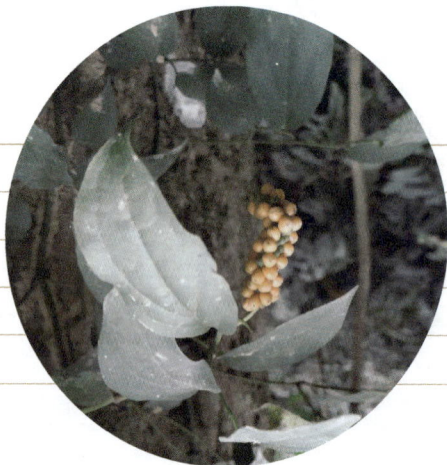

假 蒟

别名	哈蒟、毕拨子。
科属	胡椒科、胡椒属。
学名	*Piper sarmentosum* Roxb. Hort. Beng
药用	根、叶、果穗。
性味	性温，味苦，无毒。
功能	温中，行气，祛风，消肿。
主治	胃寒痛，腹痛气胀，风湿腰痛，跌打肿痛，外伤出血。

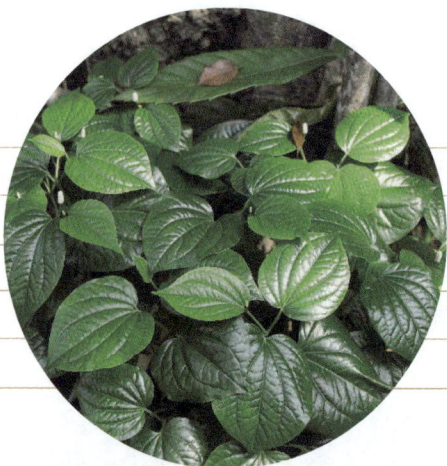

蕺 菜

别名	鱼腥草、狗贴耳、佛耳草。
科属	三白草科、蕺菜属。
学名	*Houttuynia cordata* Thunb.
药用	全草。
性味	性凉，味微辛，气腥。
功能	清热解毒，利水消肿，排脓。
主治	咽喉肿痛，支气管炎，肺脓肿。

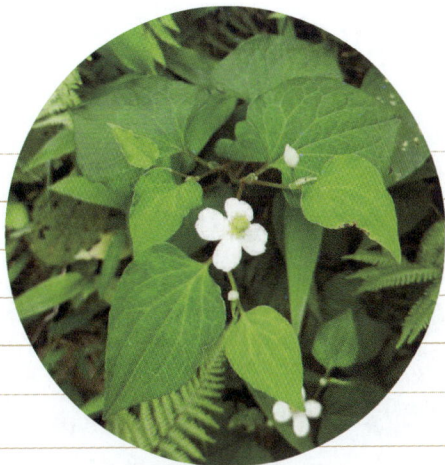

三白草

别名	塘边藕、鸡迟草。
科属	三白草科、三白草属。
学名	*Saururus chinensis*（Lour.）Baill.
药用	全草。
性味	性凉，味甘、淡，气臭。
功能	清热解毒，利水消肿。
主治	肾炎水肿，营养性水肿，尿道感染，尿血，尿路结石，热毒大疮，湿热腰痛，风湿性关节炎，皮肤湿疹。

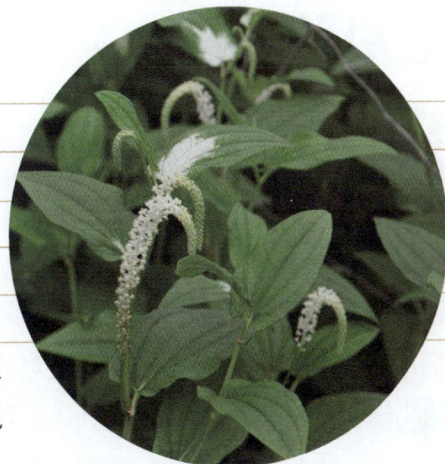

草珊瑚

别名	接骨莲、九节茶。
科属	金粟兰科、草珊瑚属。
学名	*Sarcandra glabra*（Thunb.）Nakai
药用	全株。
性味	性平，味苦。
功能	活血，散瘀，接骨。
主治	跌打骨折，风湿性关节炎，腰腿痛，劳伤咳嗽。

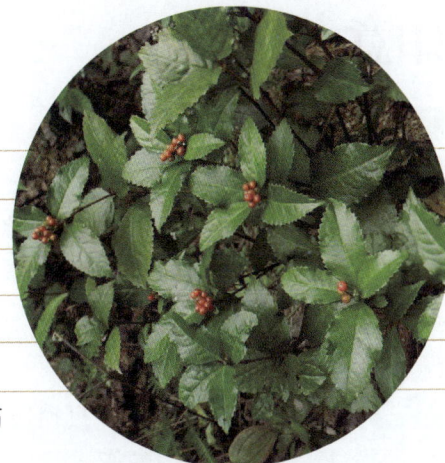

弯曲碎米荠

别名	碎米荠、蘖菜。
科属	十字花科、碎米荠属。
学名	*Cardamine flexuosa* With.
药用	全草。
性味	性凉，味甘、淡。
功能	清热利水，凉血止血。
主治	肺结核，咯血，血尿，月经过多，高血压，感冒发热，麻疹。

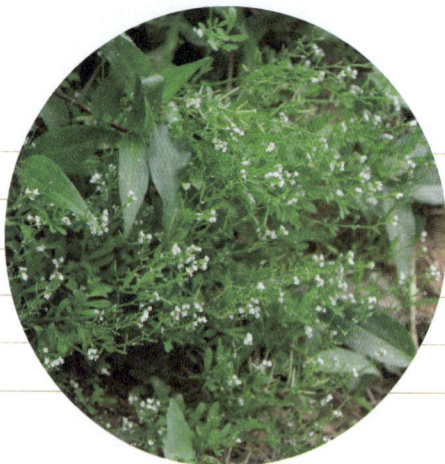

七星莲

别名	蔓茎堇菜。
科属	堇菜科、堇菜属。
学名	*Viola diffusa* Ging.
药用	全草。
性味	性寒，味苦、辛。
功能	清热解毒，散瘀消肿，止咳。
主治	疮毒疖痈，毒蛇咬伤，小儿久咳音嘶，风热咳嗽，肺痈，目赤，跌打损伤。

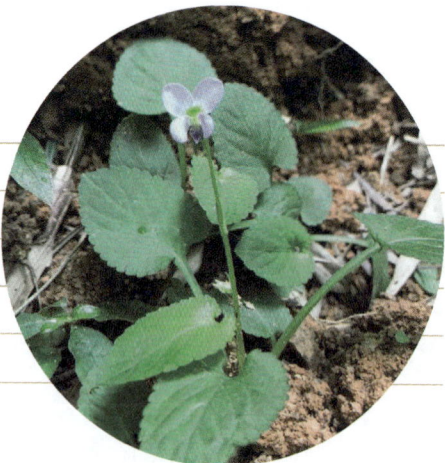

如意草

别名	白三百棒、红三百棒。
科属	堇菜科、堇菜属。
学名	*Viola hamiltoniana* D. Don，Prodr.
药用	全草。
性味	性寒，味辛、微酸。
功能	清热解毒，散瘀止血。
主治	疮疡肿毒，乳痈，跌打损伤，开放性骨折，外伤出血，蛇伤。

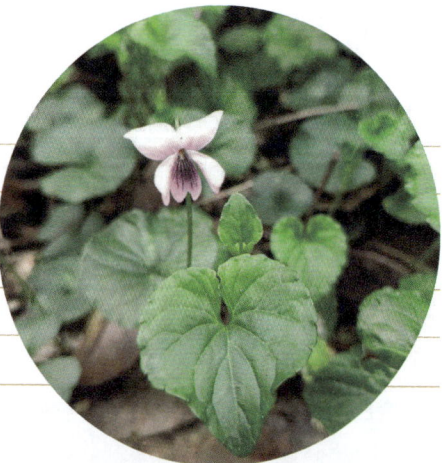

长萼堇菜

别名	犁头草、紫花地丁、羊蹄草。
科属	堇菜科、堇菜属。
学名	*Viola inconspicua* Blume Cat. Gew. Buit.
药用	全草。
性味	性寒，味苦。
功能	清热凉血，拔毒退肿。
主治	急性结膜炎，咽喉炎，乳腺炎，疖疮肿毒。

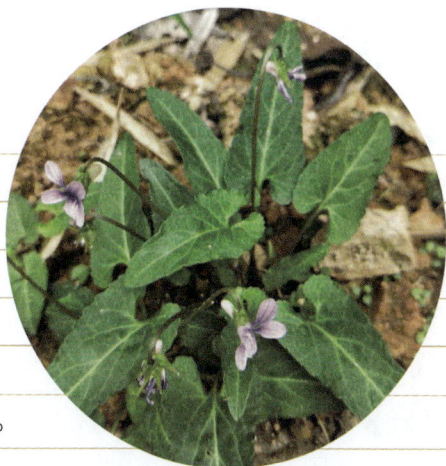

华南远志

别名	蛇总管、鹧鸪茶。
科属	远志科、远志属。
学名	*Polygala glomerata* Lour.
药用	全草。
性味	性温，味苦、辛。
功能	清热解毒，消积，祛痰止咳，活血散瘀。
主治	跌打，蛇伤，疳积，肝炎。

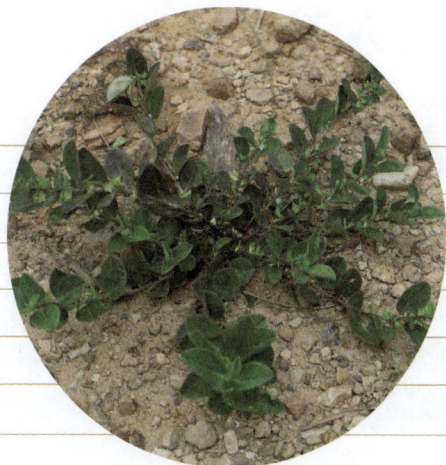

棒叶落地生根

别名	棒叶不死鸟、锦蝶。
科属	景天科、落地生根属。
学名	*Bryophyllum tubiflorum* Harv.
药用	全草。
性味	性凉，味淡、微酸、涩。
功能	凉血止血，清热解毒。
主治	外伤出血，跌打损伤，疔疮痈肿，乳痈，乳岩，丹毒，溃疡，烫伤，肺热咳嗽。

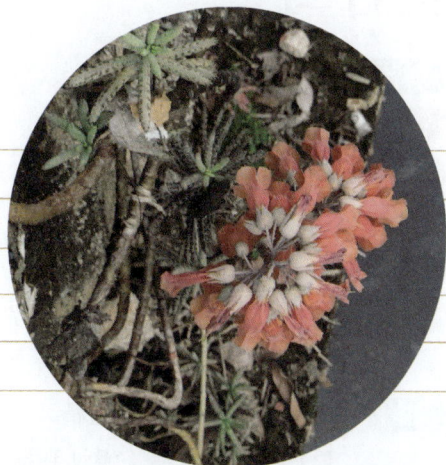

马齿苋

别名	五行草、长命菜、瓜子菜。
科属	马齿苋科、马齿苋属。
学名	*Portulaca oleracea* L.
药用	全草。
性味	性寒，味酸、辛，无毒。
功能	清热解毒，凉血止血。
主治	热痢脓血，热淋，带下病，痈肿恶疮，丹毒。

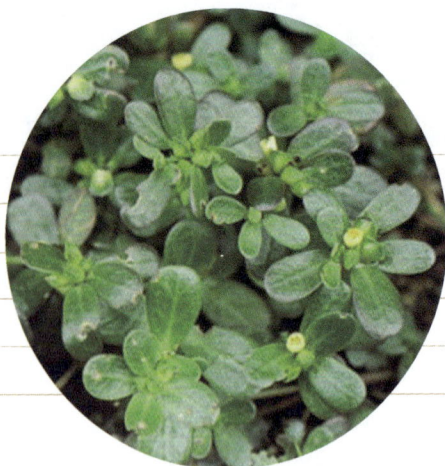

土人参

别名	栌兰、红参、煮饭花。
科属	马齿苋科、土人参属。
学名	*Talinum paniculatum*（Jacq.）Gaertn.
药用	根。
性味	性寒凉，味苦。
功能	清热解毒，补中益气，润肺生津。
主治	疔疮疖肿。

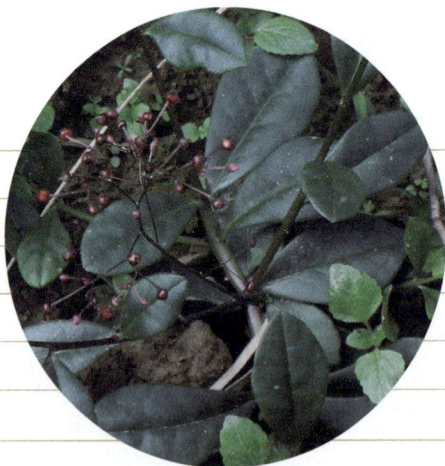

何首乌

别名	多花蓼、夜交藤。
科属	蓼科、何首乌属。
学名	*Fallopia multiflora*（Thunb.）Harald.
药用	块根、藤。
性味	性温，味苦、甘、涩。
功能	块根：补肾益血，乌须黑发。藤：宁心神，活经络。
主治	神经衰弱，失眠，遗精，血亏眩晕，四肢痹痛，佝偻病，慢性肝炎。

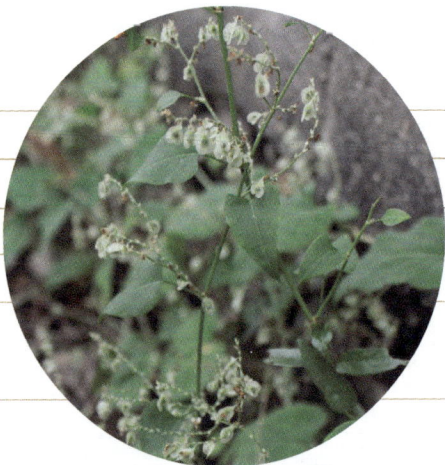

火炭母

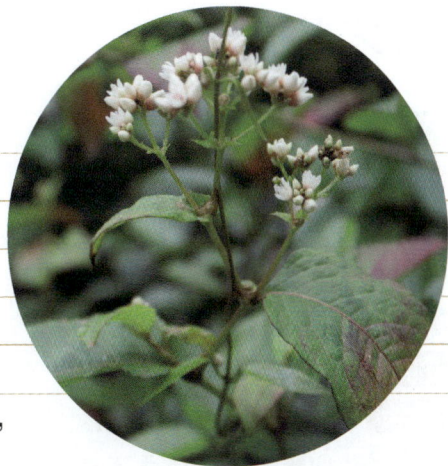

别名	火炭苗、沙坝草、乌蝇屎。
科属	蓼科、蓼属。
学名	*Polygonum chinense* L.
药用	全草。
性味	性凉，味微酸、微涩。
功能	清利湿热，凉血解毒。
主治	痢疾肠炎，消化不良，肝炎，扁桃体炎，咽喉炎。外治无名肿毒，妇人乳痈，皮炎，湿疹，瘙痒。

水　蓼

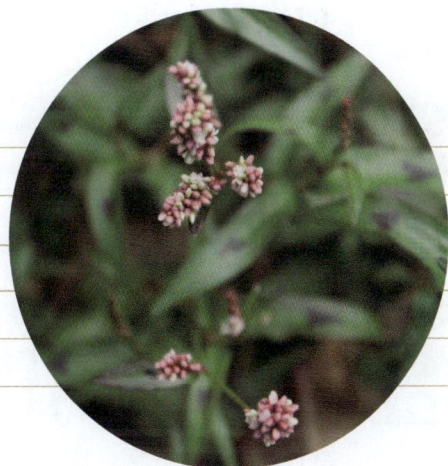

别名	辣蓼。
科属	蓼科、蓼属。
学名	*Polygonum hydropiper* L.
药用	全草。
性味	性平，味辛。
功能	化湿，行滞，祛风，消肿。
主治	痧秽腹痛，吐泻转筋，泄泻，痢疾，风湿，脚气，痈肿，疥癣，跌打损伤。

杠板归

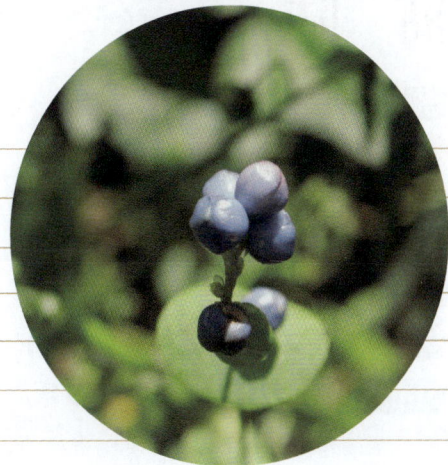

别名	百老舌（五华）、刺梨头、扛板归。
科属	蓼科、蓼属。
学名	*Polygonum perfoliatum* L.
药用	全草。
性味	性凉，味酸。
功能	清热去湿，拔毒止痒。
主治	感冒，肠炎，皮肤湿疹，蛇虫咬伤。

柔茎蓼

别名	无。
科属	蓼科、蓼属。
学名	*Polygonum tenellum* Blume var. *micranthum* (Meisn.) C. Y. Wu
药用	全草。
性味	性凉，味酸。
功能	清利湿热，凉血解毒。
主治	痢疾肠炎，消化不良，肝炎，扁桃体炎，咽喉炎。

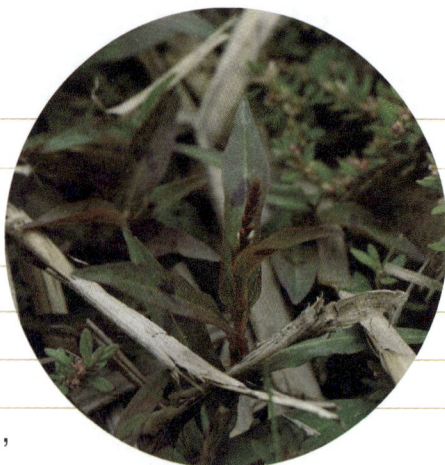

虎 杖

别名	穿盘药、大叶蛇总管、醋筒管。
科属	蓼科、虎杖属。
学名	*Reynoutria japonica* Houtt.
药用	根。
性味	性凉，味苦。
功能	清热解毒，利水通便，祛瘀生新。
主治	黄疸肝炎，风湿骨痛，胃痛，毒蛇咬伤，跌打损伤，烫火伤，便秘，无名肿毒。

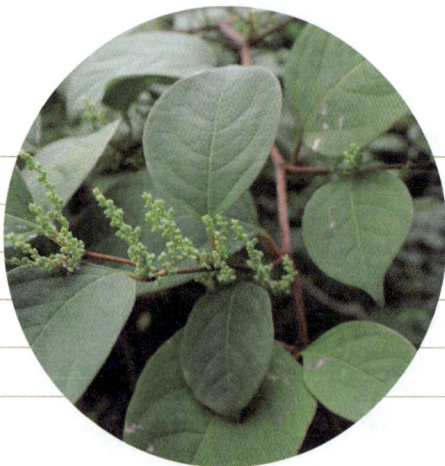

商 陆

别名	章柳、山萝卜、见肿消。
科属	商陆科、商陆属。
学名	*Phytolacca acinosa* Roxb.
药用	根。
性味	性寒，味苦（红根有毒）。
功能	通二便，逐水消肿。外用解毒散结。
主治	水肿，胀满，脚气，喉痹。外敷治痈肿疮毒。

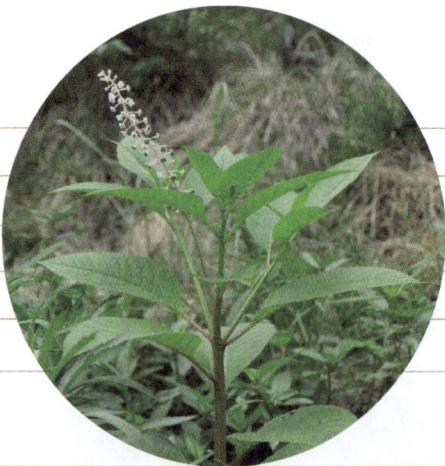

土牛膝

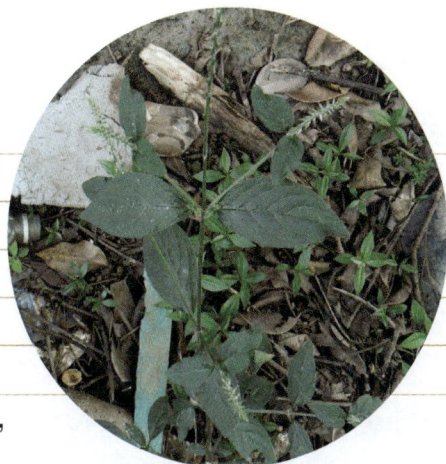

别名	倒扣草（丰顺、大埔、广州），牛七头。
科属	苋科、牛膝属。
学名	*Achyranthes aspera* L.
药用	全草。
性味	性凉，味苦、辛。
功能	清热解表利尿，强筋散血。
主治	感冒发热，风湿性关节炎，腰腿痛，喉痛，肾炎水肿。

牛　膝

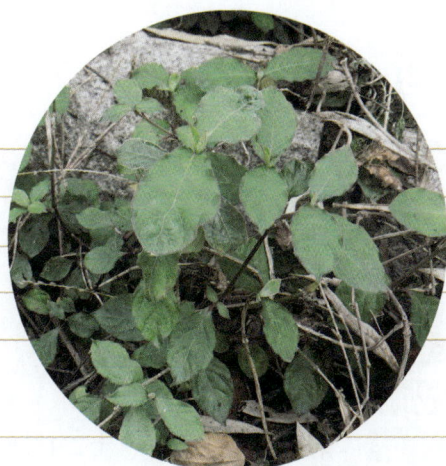

别名	牛磕膝。
科属	苋科、牛膝属。
学名	*Achyranthes bidentata* Blume
药用	根。
性味	性平，味苦、甘、酸。
功能	逐瘀通经，补肝肾，强筋骨，利尿通淋，引血下行。
主治	闭经，痛经，腰膝酸痛，筋骨无力，淋证，水肿，吐血，衄血。

莲子草

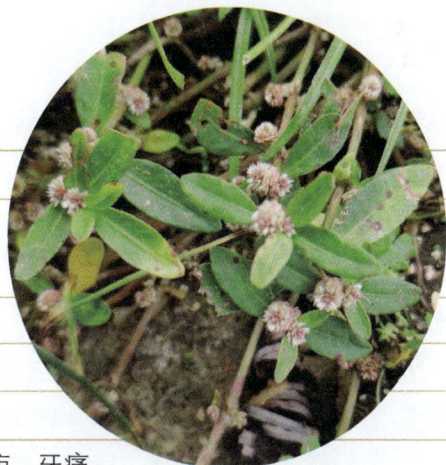

别名	田园小叶满天星、虾钳菜。
科属	苋科、莲子草属。
学名	*Alternanthera sessilis*（Linn.）DC. Cat. Hort. Monspel.
药用	全草。
性味	性凉，味淡。
功能	清热解毒，散瘀止痒。
主治	热性便秘，便血，皮炎，湿疹，疥癣，疮疖，牙痛。

凹头苋

别名	野苋菜、光苋菜。
科属	苋科、苋属。
学名	*Amaranthus lividus* L.
药用	全草。
性味	性凉，味甘、淡、微涩。
功能	凉血解毒，清热祛湿，收敛止泻。
主治	赤白痢疾，急性肠胃炎，喉痛。外治皮肤疮疡，阴痒痔疮。

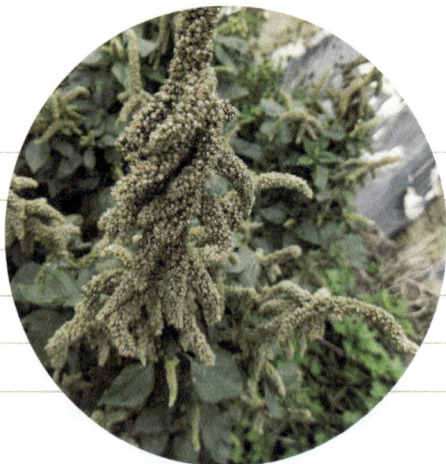

刺 苋

别名	簕苋菜、野苋菜。
科属	苋科、苋属。
学名	*Amaranthus spinosus* L.
药用	全草。
性味	性凉，味甘、淡、微涩。
功能	清热解毒，散血消肿。
主治	痢疾，肠炎，胃、十二指肠溃疡出血，痔疮便血。外用治毒蛇咬伤，皮肤湿疹，疖肿脓疡。

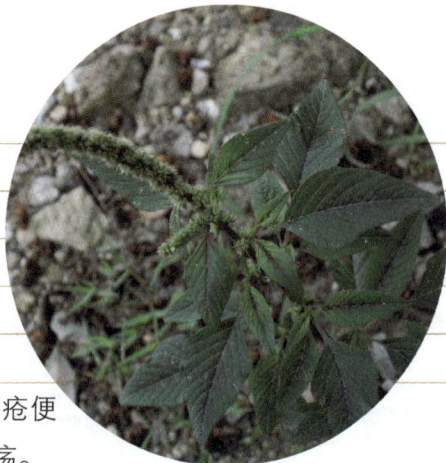

青 葙

别名	野鸡冠花、百日红、狗尾草。
科属	苋科、青葙属。
学名	*Celosia argentea* L.
药用	茎、叶、根。
性味	性微寒，味苦。
功能	燥湿清热，杀虫止痒，凉血止血。
主治	湿热带下，小便不利，尿浊，泄泻，阴痒，疮疥，风瘙身痒，痔疮，衄血，创伤出血。

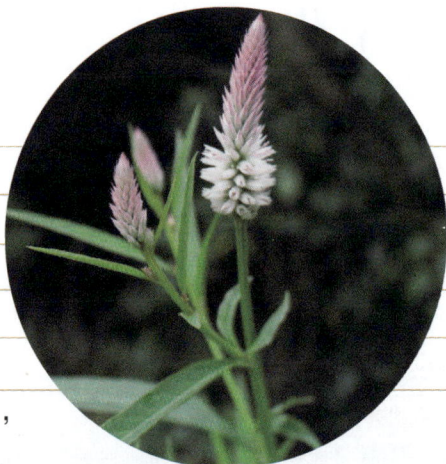

鸡冠花

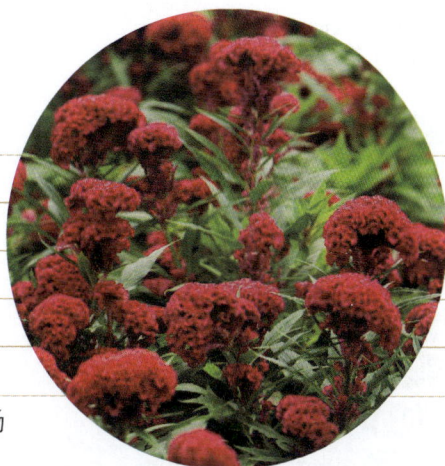

别名	鸡髻花、老来红、凤尾鸡冠。
科属	苋科、青葙属。
学名	*Celosia cristata* L.
药用	花、种子、幼苗。
性味	性凉，味甘、淡。
功能	清热解毒，收敛止泻，凉血止血。
主治	赤白痢疾，急性眼结膜炎，痔疮出血，肠出血，鼻衄，吐血，子宫出血。

落葵薯

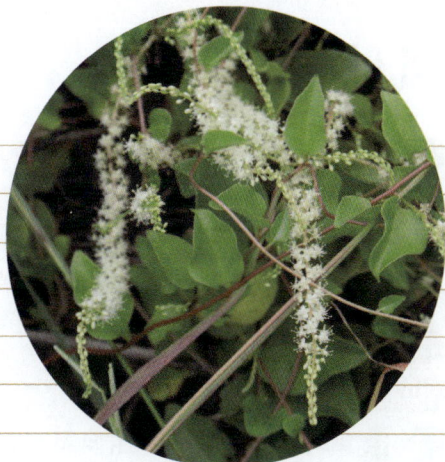

别名	川七、小年药、土三七。
科属	落葵科、落葵薯属。
学名	*Anredera cordifolia*（Tenore）Steenis
药用	珠芽、块茎。
性味	性温，味微苦。
功能	补益肝肾，滋补，壮腰膝，消肿散瘀。
主治	腰膝痹痛，病后体弱，跌打损伤，骨折。

酢浆草

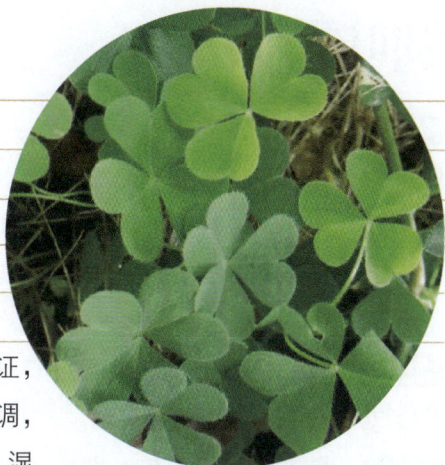

别名	酸味草、鸠酸、酸醋酱。
科属	酢浆草科、酢浆草属。
学名	*Oxalis corniculata* L.
药用	全草。
性味	性寒，味酸，无毒。
功能	解热利尿，消肿散瘀。
主治	湿热泄泻，肠炎，痢疾，黄疸，肝炎，淋证，带下，吐血，衄血，尿血，肾炎，月经不调，跌打损伤，咽喉肿痛，痈肿疔疮，丹毒，湿疹，疥癣，痔疮，麻疹，烫火伤，蛇虫咬伤。

红花酢浆草

别名	大叶鹁鸪酸、大酸味草、三叶六角英雄（梅县）。
科属	酢浆草科、酢浆草属。
学名	*Oxalis corymbosa* DC. Prodr.
药用	全草。
性味	性寒，味酸。
功能	清热解毒，散瘀消肿。
主治	跌打损伤，白浊，白带，水泻，毒蛇咬伤，烫火伤。

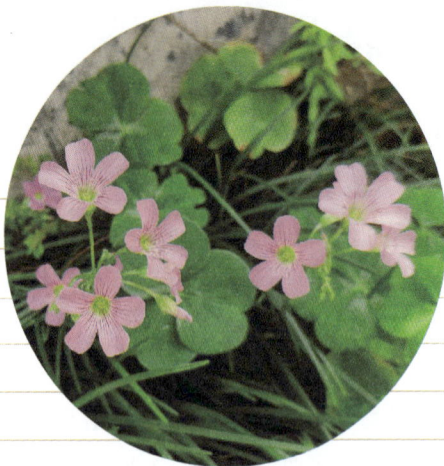

凤仙花

别名	指甲花、急性子、凤仙透骨草。
科属	凤仙花科、凤仙花属。
学名	*Impatiens balsamina* L.
药用	茎、种子。
性味	性微温，味甘、苦。
功能	祛风湿，活血，止痛。
主治	风湿性关节痛，屈伸不利，噎膈，骨鲠喉，腹部肿块，闭经。

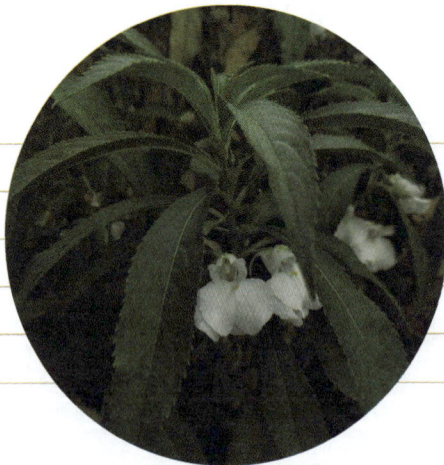

圆叶节节菜

别名	假桑子、禾虾菜。
科属	千屈菜科、节节菜属。
学名	*Rotala rotundifolia*（Buch. –Ham. ex Roxb.）Koehne
药用	地上部分。
性味	性凉，味甘、淡。
功能	散瘀止血，除湿解毒。
主治	肺热咳嗽，痢疾，黄疸，小便淋痛。外用于痈疖肿毒。

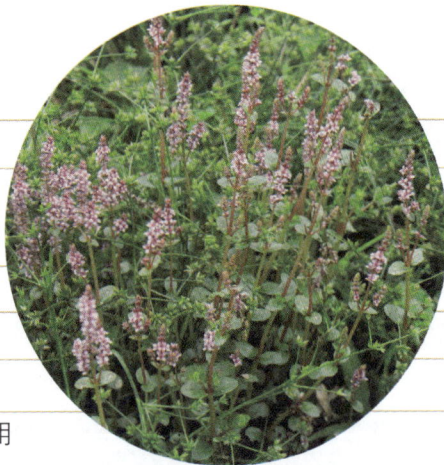

石　榴

别名	安石榴、若榴木。
科属	石榴科、石榴属。
学名	*Punica granatum* L.
药用	根皮、果皮。
性味	性平，味甘酸、微涩。
功能	根皮，固精补肾。果皮，杀虫除湿。
主治	根皮治男女肾亏，遗精，早泻，腰酸带下，小便混浊，久痢泄泻。果皮治各种寄生虫，脱肛，崩漏，带下，便血。

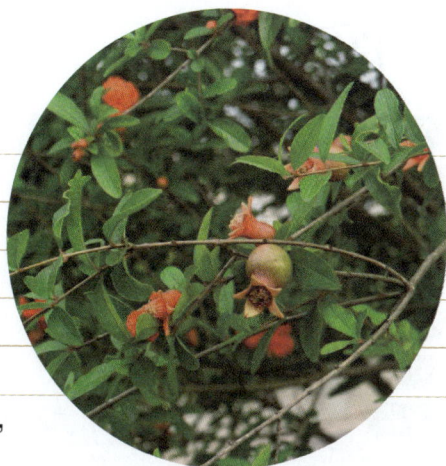

水　龙

别名	过江龙、水胶播、蚕茧草。
科属	柳叶菜科、丁香蓼属。
学名	*Ludwigia adscendens*（L.）Hara
药用	全草。
性味	性凉，味甘、淡。
功能	清热利尿，凉血解毒。外用拔毒，消肿止痒。
主治	感冒发热，燥热咳嗽，小便淋浊，暑热痢疾，疮疡丹毒，乳疮飞疡，跌打，蛇伤。

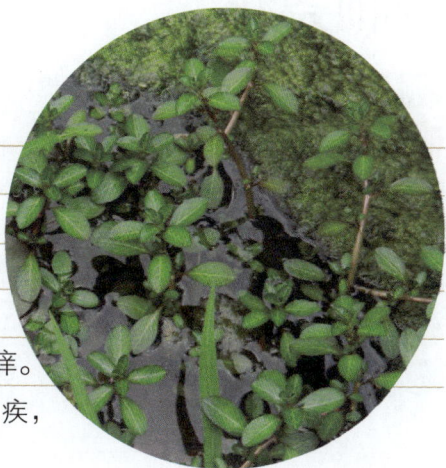

草　龙

别名	细叶水丁香，针筒草，白须公（梅县、兴宁）。
科属	柳叶菜科、丁香蓼属。
学名	*Ludwigia hyssopifolia*（G. Don）Exell
药用	全草。
性味	性凉，味甘、淡。
功能	清热解毒，化湿止泻。
主治	感冒发热，咽喉肿痛，口腔炎，口腔溃疡，痈疮疖肿。

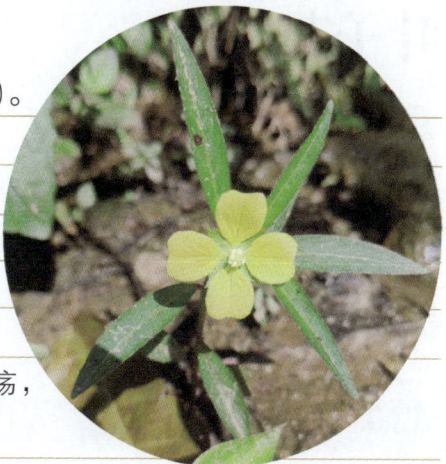

了哥王

别名	南岭荛花、地绵根。
科属	瑞香科、荛花属。
学名	*Wikstroemia indica*（Linn.）C. A. Mey
药用	根、叶。
性味	性寒，微苦，有毒。
功能	清热解毒，消肿祛湿。
主治	疗疮肿毒，跌打扭伤，蛇虫咬伤，麻风病。

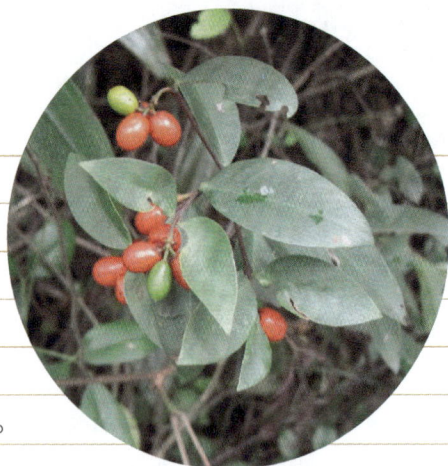

细轴荛花

别名	野棉花、地棉麻、山皮棉。
科属	瑞香科、荛花属。
学名	*Wikstroemia nutans* Champ. ex Benth.
药用	花、根、茎皮。
性味	性温，味辛。
功能	消坚破瘀，止血，镇痛。
主治	瘰疬初起，水肿乳腺炎，腮腺炎，跌打损伤。

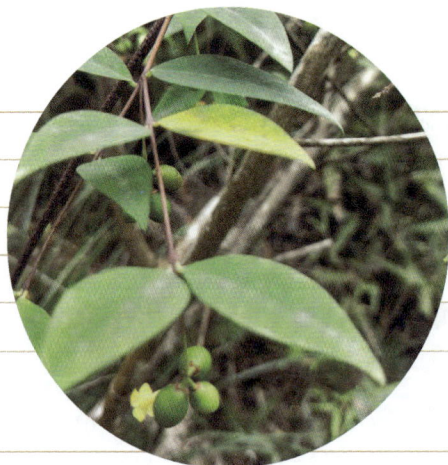

叶子花

别名	勒杜鹃、宝巾。
科属	紫茉莉科、叶子花属。
学名	*Bougainvillea spectabilis* Willd.
药用	花。
性味	性温，味苦、涩。
功能	活血调经，化湿止带。
主治	血瘀经闭，月经不调，赤白带下。

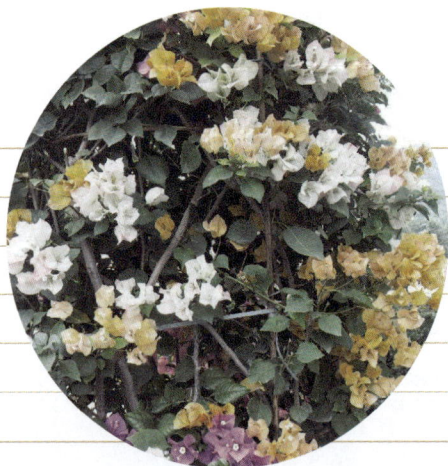

紫茉莉

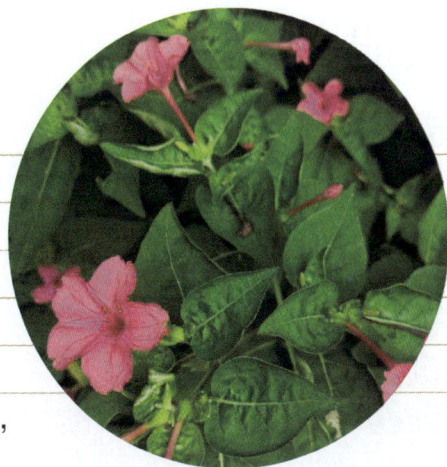

别名	胭脂花、白鼓首花根、入地老鼠。
科属	紫茉莉科、紫茉莉属。
学名	*Mirabilis jalapa* L.
药用	根、叶。
性味	性凉，味甘、淡。
功能	清热解毒，活血调经，滋补。
主治	妇女血崩，白带浊下，尿路感染，尿血，糖尿病，疔疮乳痈，外伤肿痛。

少花海桐

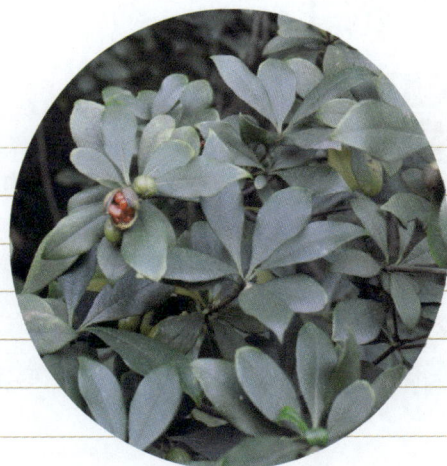

别名	无。
科属	海桐花科、海桐花属。
学名	*Pittosporum pauciflorum* Hook. et Arn.
药用	根、果实。
性味	性温，味苦、辛。
功能	镇静，收敛，止咳，镇痛，消炎。
主治	毒蛇咬伤。

鸡蛋果

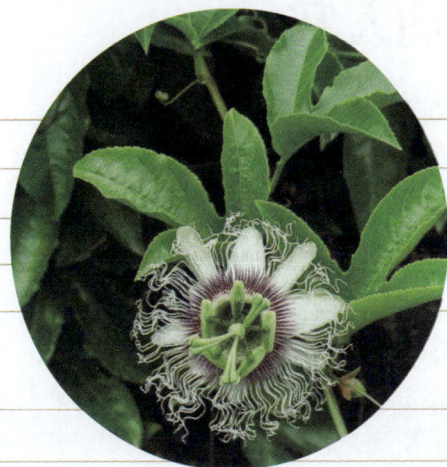

别名	百香果、土罗汉果。
科属	西番莲科、西番莲属。
学名	*Passiflora edulis* Sims
药用	果实。
性味	性平，味苦、酸。
功能	宁心安神，活血涩肠。果瓤多汁液，加糖可制成芳香可口的饮料。
主治	失眠，心悸，月经病，泻痢。

绞股蓝

别名	五叶神、七叶胆。
科属	葫芦科、绞股蓝属。
学名	*Gynostemma pentaphyllum*（Thunb.）Makino
药用	根状茎。
性味	性寒，味苦。
功能	清热解毒，止咳祛痰。
主治	慢性支气管炎，传染性肝炎，肾炎，胃肠炎。

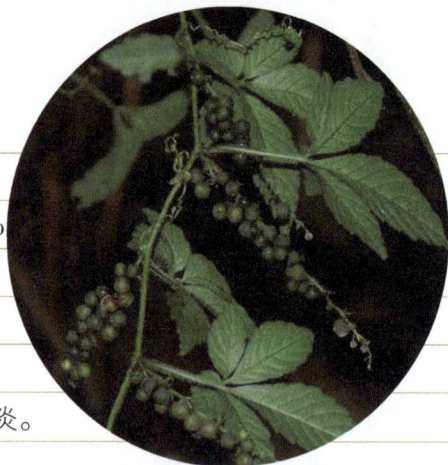

木鳖子

别名	番木鳖、糯饭果。
科属	葫芦科、苦瓜属。
学名	*Momordica cochinchinensis*（Lour.）Spreng.
药用	种子、根、叶。
性味	性凉，味苦、微甘，有毒。
功能	散结消肿，解毒止痛。
主治	疮疡肿毒，乳痈，瘰疬，痔漏，干癣，秃疮。

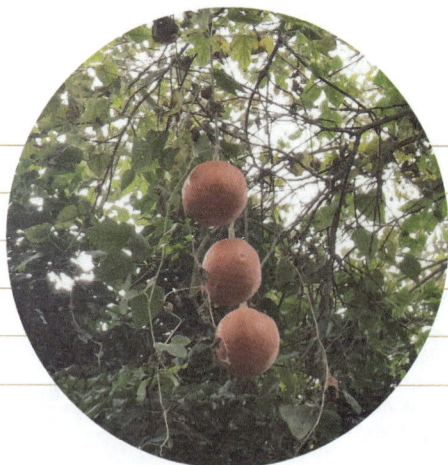

仙人掌

别名	仙巴掌、霸王树。
科属	仙人掌科、仙人掌属。
学名	*Opuntia stricta*（Haw.）Haw. var. *dillenii*（Ker-Gawl.）Benson
药用	全株。
性味	性寒，味苦。
功能	清热解毒，止痛，止泻。
主治	心胃气痛，急性菌痢。外治烫伤，蛇伤。

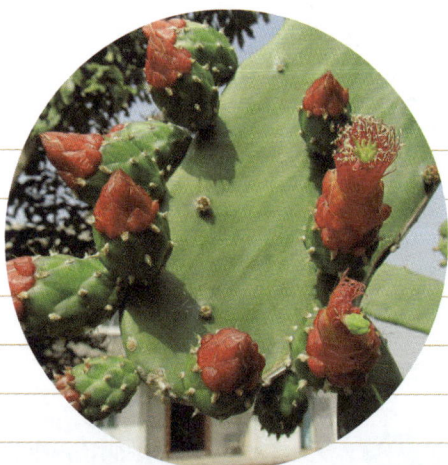

杨 桐

别名	黄瑞木、毛药红淡。
科属	山茶科、杨桐属。
学名	*Adinandra millettii*（Hook. et Arn.）Benth. et Hook. f. ex Hance
药用	根、鲜叶。
性味	性凉，味甘、微苦。
功能	凉血止血，解毒消肿。
主治	衄血，尿血，传染性肝炎，腮腺炎，蛇虫咬伤，癌肿。

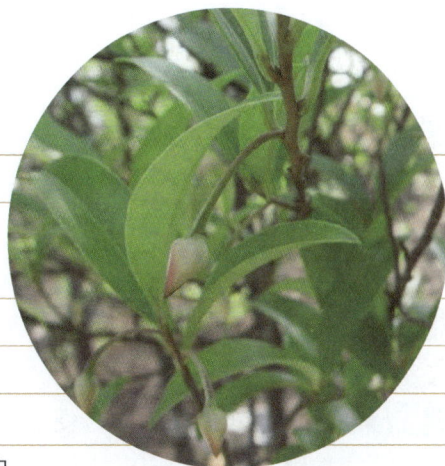

心叶毛蕊茶

别名	野山茶。
科属	山茶科、山茶属。
学名	*Camellia cordifolia*（Metc.）Nakai
药用	花。
性味	性凉，味甘、苦、辛。
功能	凉血止血，散瘀消肿。
主治	吐血，衄血，咳血，便血，痔血，烫伤，跌打损伤。

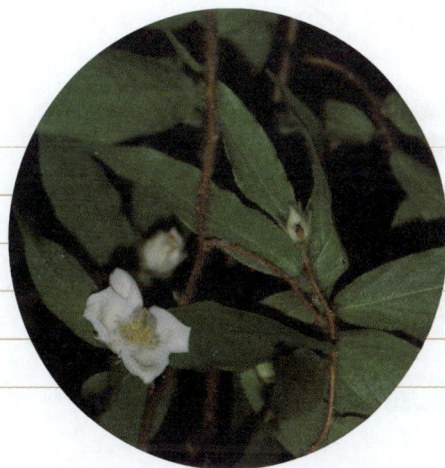

尖萼红山茶

别名	东南山茶。
科属	山茶科、山茶属。
学名	*Camellia edithae* Hance
药用	花。
性味	性凉，味甘、苦、辛。
功能	凉血止血，散瘀消肿。
主治	吐血，衄血，咳血，便血，痔血，烫伤，跌打损伤。

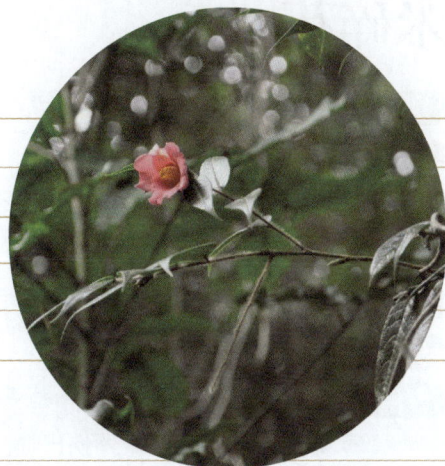

山 茶

别名	山茶花、红茶花。
科属	山茶科、山茶属。
学名	*Camellia japonica* L.
药用	花。
性味	性凉,味甘、苦、辛。
功能	凉血止血,散瘀消肿。
主治	吐血,衄血,咳血,便血,痔血,赤白痢,血淋,血崩,带下,烫伤,跌打损伤。

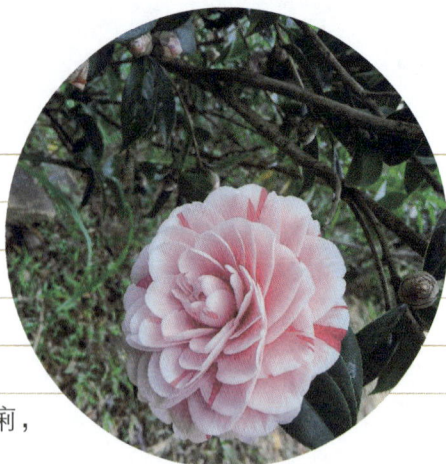

油 茶

别名	山茶油、野山茶油。
科属	山茶科、山茶属。
学名	*Camellia oleifera* Abel Journ.
药用	根、叶、花、种子。
性味	性平、寒,味苦、甘、涩。
功能	散瘀活血,接骨消肿。
主治	气滞腹痛,泄泻,骨折,扭挫伤,皮肤瘙痒,烧、烫伤。

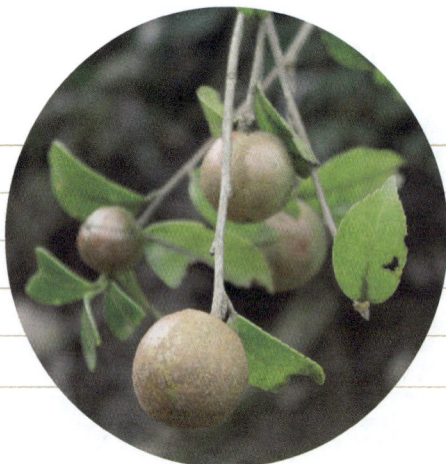

米碎花

别名	矮婆茶、岗茶、米碎枹木。
科属	山茶科、枹木属。
学名	*Eurya chinensis* R. Br.
药用	茎、叶。
性味	性凉,味甘、淡、微涩。
功能	清热除湿,解毒敛疮。
主治	感冒发热,湿热黄疸,疮疡肿毒,水火烫伤,蛇虫咬伤,外伤出血。

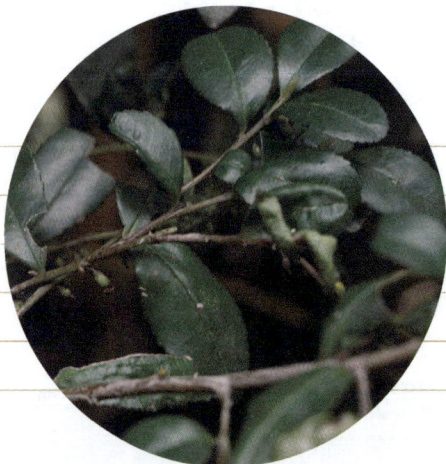

华南毛柃

别名	无。
科属	山茶科、柃木属。
学名	*Eurya ciliata* Merr.
药用	枝叶或果实。
性味	性平，味苦、涩。
功能	祛风除湿，消肿止血。
主治	风湿痹痛，腹水膨胀，发热口干，疮肿，跌打肿痛，创伤出血。

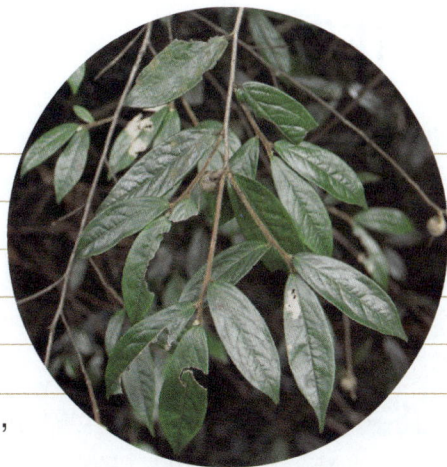

细齿叶柃

别名	野菜树。
科属	山茶科、柃木属。
学名	*Eurya nitida* Korthals
药用	全株。
性味	性平，味苦、涩。
功能	祛风除湿，解毒敛疮，止血。
主治	风湿痹痛，泄泻，无名肿毒，疮疡溃烂，外伤出血。

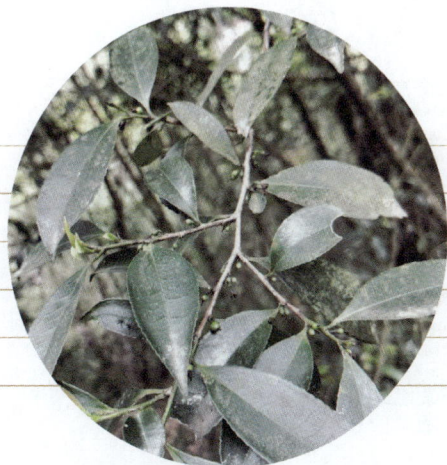

木 荷

别名	木艾树、荷树。
科属	山茶科、木荷属。
学名	*Schima superba* Gardn. et Champ.
药用	根皮。
性味	性温，味辛、苦。
功能	解毒。
主治	疔疮肿毒。

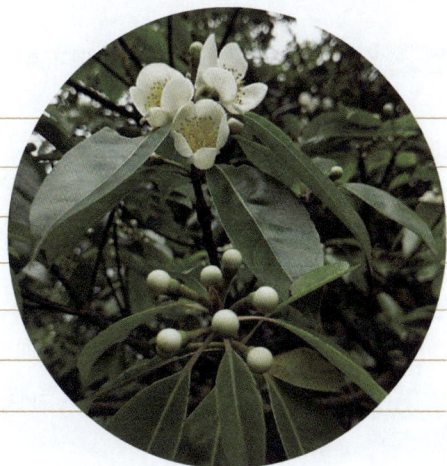

毛花猕猴桃

别名	毛冬瓜、毛花杨桃。
科属	猕猴桃科、猕猴桃属。
学名	*Actinidia eriantha* Benth.
药用	果实。
性味	性平、凉，味苦，无毒。
功能	抗肿瘤，抗氧化。
主治	胃癌，肝硬伴腹水，慢性肝炎，白血病，肠癌，病气，脱肛，子宫脱垂。

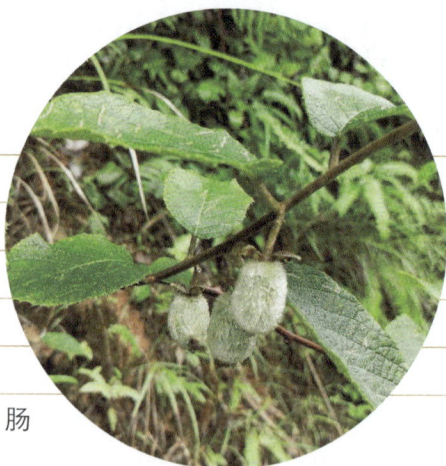

地　葱

别名	矮脚布罗罐（梅县、蕉岭），铺地锦。
科属	野牡丹科、野牡丹属。
学名	*Melastoma dodecandrum* Lour.
药用	全草。
性味	性稍凉，味甘、微涩。
功能	活血止血，清热解毒。
主治	痛经，产后腹痛，血崩，带下，便血，痢疾，痈肿，疔疮。

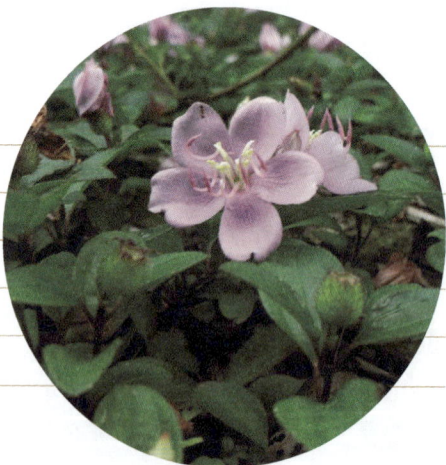

野牡丹

别名	猪麻稔（兴宁）、高脚布犁（大埔）、大金香炉（广州）。
科属	野牡丹科、野牡丹属。
学名	*Melastoma candidum* D. Don
药用	根、叶。
性味	性微温，味甘、酸。
功能	祛风湿，消肿毒，收敛止血止泻。
主治	茎叶外敷跌打损伤。根治慢性痢疾、风湿痹痛。

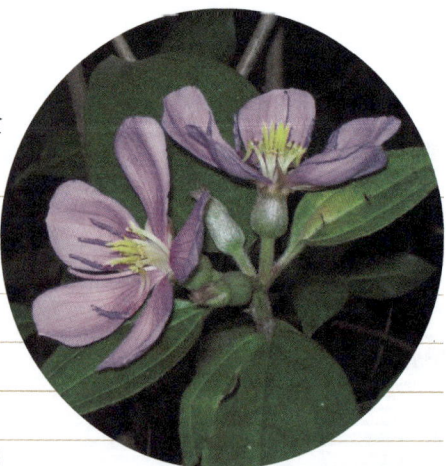

使君子

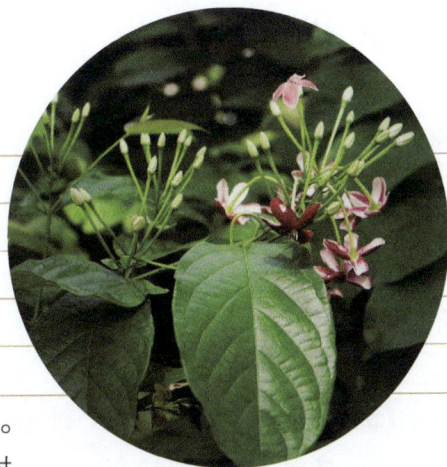

别名	病柑子、五棱子、四君子。
科属	使君子科、使君子属。
学名	*Quisqualis indica* Linn. Soc. Bot
药用	果实、种子。
性味	性温，味甘。
功能	杀虫消积。
主治	蛔虫病，蛲虫病，虫积腹痛，小儿疳积。种子为中药中最有效的驱蛔虫药之一，对小儿寄生蛔虫症疗效尤著。

阿江榄仁

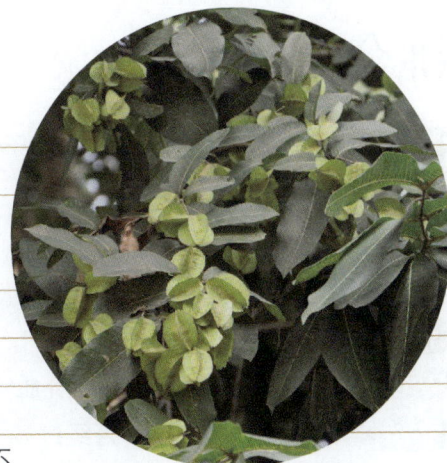

别名	诃黎勒、诃黎、随风子。
科属	使君子科、诃子属。
学名	*Terminalia arjuna*（Roxb. ex DC.）Wight & Arn.
药用	干燥成熟果实。
性味	性平，味苦、酸、涩。
功能	涩肠止泻，敛肺止咳，降火利咽。
主治	久泻久痢，便血脱肛，肺虚喘咳，久嗽不止，咽痛音哑。

岗　松

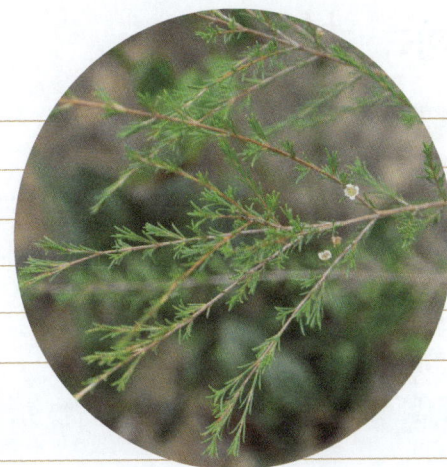

别名	石松。
科属	桃金娘科、岗松属。
学名	*Baeckea frutescens* Linn.
药用	全草。
性味	性温，味辛，气香。
功能	祛风除湿，行气止痛。
主治	风湿骨痛，胃痛腹胀，肠炎腹泻。外治皮肤瘙痒，脚癣。

番石榴

别名	鸡矢果、芭乐。
科属	桃金娘科、番石榴属。
学名	*Psidium guajava* Linn.
药用	叶。
性味	性平，味涩，气香。
功能	收敛止泻。
主治	急性肠胃炎，寒泻。外治皮肤湿疹，热痱瘙痒。

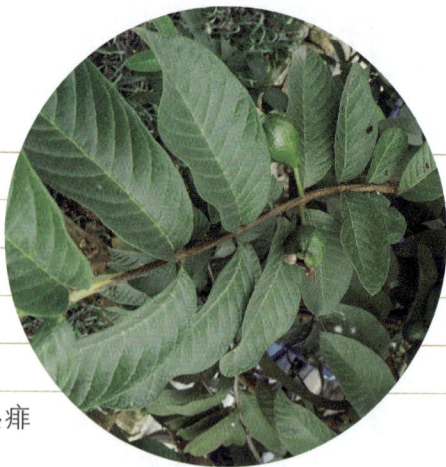

桃金娘

别名	当梨、乌肚子（蕉岭）、稔子树（兴宁）。
科属	桃金娘科、桃金娘属。
学名	*Rhodomyrtus tomentosa*（Ait.）Hassk.
药用	根、果、叶。
性味	性平，味涩。
功能	收敛止泻，祛风活络，补血安胎。
主治	病后体虚，贫血，月经过多，胎动胎漏，风湿痹痛。

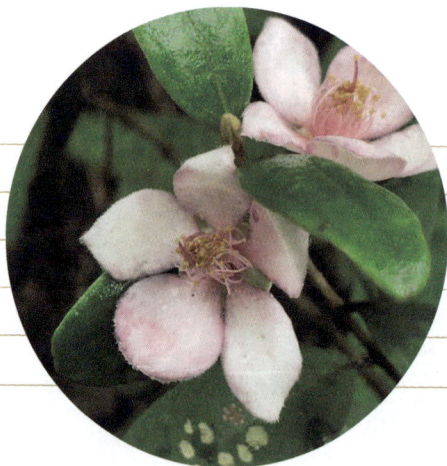

赤 楠

别名	鱼鳞木、山乌珠。
科属	桃金娘科、蒲桃属。
学名	*Syzygium buxifolium* Hook. et Arn.
药用	根、树皮。
性味	性平，味甘。
功能	健脾利湿，平喘，散瘀。
主治	浮肿，小儿盐哮，跌打损伤，烫伤。

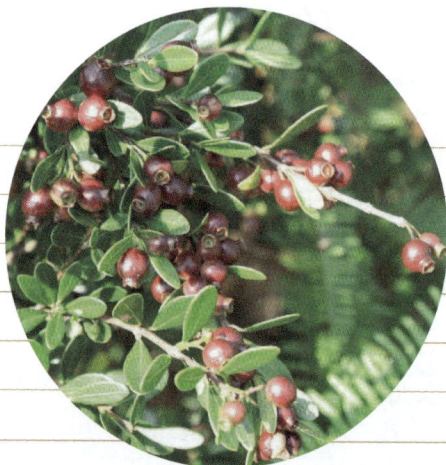

木竹子

别名	竹节树（丰顺），竹橘子（梅县、蕉岭），山竹子，酸桐子。
科属	藤黄科、藤黄属。
学名	*Garcinia multiflora* Champ. ex Benth.
药用	树皮。
性味	性凉，味涩、微苦，有小毒。
功能	消炎退肿，收敛止痛。
主治	烧伤，烫伤，皮肤湿疹，烂疮，口腔炎，牙周炎，小儿单纯性或中毒型消化不良，溃疡病。

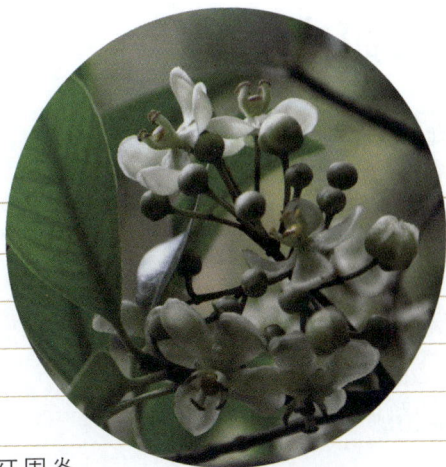

赶山鞭

别名	小茶叶、小金钟、胭脂草。
科属	藤黄科、金丝桃属。
学名	*Hypericum attenuatum* Choisy
药用	全草。
性味	性平，味苦。
功能	凉血止血，活血止痛，解毒消肿。
主治	吐血，咯血，崩漏，外伤出血，风湿痹痛，跌打损伤，痈肿疔疮，乳痈肿痛，乳汁不下，烫伤及蛇虫咬伤。

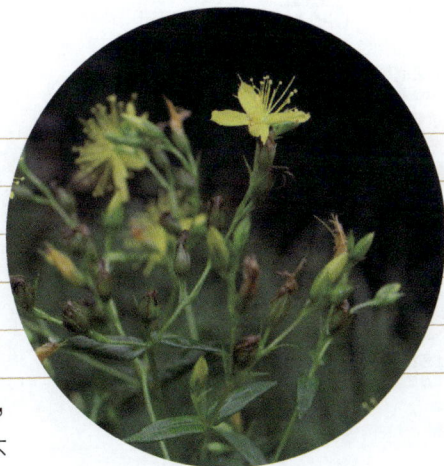

甜 麻

别名	假黄麻、针筒草。
科属	椴树科、黄麻属。
学名	*Corchorus aestuans* Linn. Syst. ed.
药用	全草。
性味	性寒，味淡。
功能	清热解毒。
主治	麻疹，热病下利，疥癞疮肿。治小儿疳积，理伤风漏底，煲水饮。

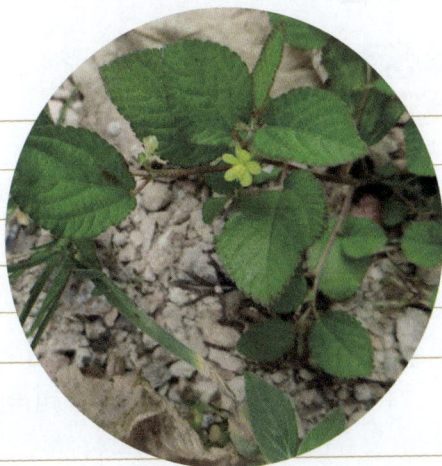

刺蒴麻

别名	黄花虱母头、细号虱母头、细种苍耳子。
科属	椴树科、刺蒴麻属。
学名	*Triumfetta rhomboidea* Jacq. Enum. Pl. Carib.
药用	根。
性味	性寒，味苦。
功能	利尿化石。
主治	石淋，感冒风热表证。

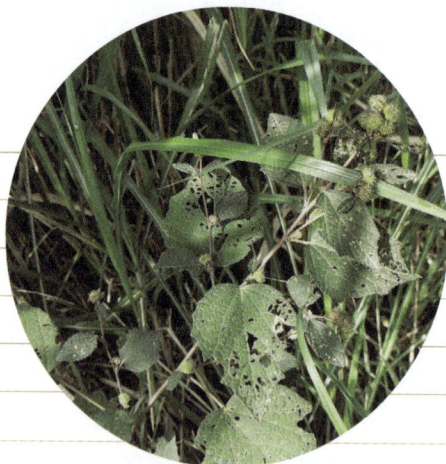

杜　英

别名	山杜英、羊屎树。
科属	杜英科、杜英属。
学名	*Elaeocarpus decipiens* Hemsl.
药用	根。
性味	性温，味辛。
功能	散瘀消肿。
主治	跌打损伤，瘀肿。

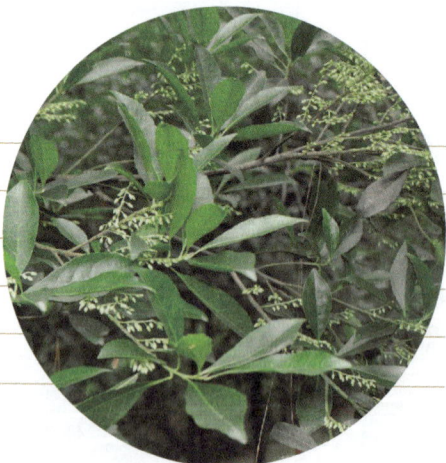

山芝麻

别名	大山麻、石秤砣、山油麻、坡油麻。
科属	梧桐科、山芝麻属。
学名	*Helicteres angustifolia* Linn.
药用	根或全株。
性味	性寒，味苦、微甘，有小毒。
功能	清热解毒。
主治	感冒高烧，扁桃体炎，咽喉炎，腮腺炎，麻疹，咳嗽，疟疾。外用治毒蛇咬伤，外伤出血，痔疮，痈肿疔疮。

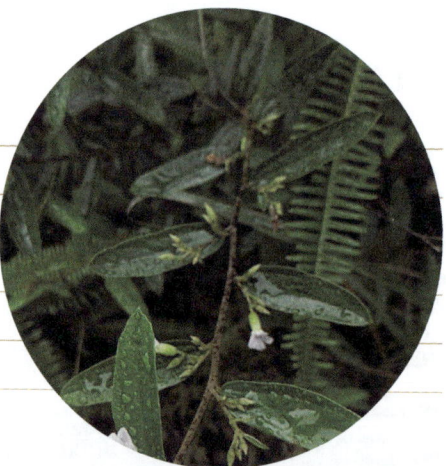

马松子

别名	木达地黄。
科属	梧桐科、马松子属。
学名	*Melochia corchorifolia* Linn.
药用	茎、叶。
性味	性平，味淡。
功能	清热利湿，止痒。
主治	急性黄疸型肝炎，皮肤痒疹。

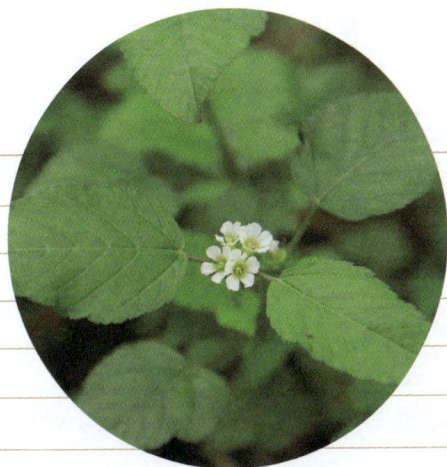

朱　槿

别名	扶桑、大红花。
科属	锦葵科、木槿属。
学名	*Hibiscus rosa-sinensis* Linn.
药用	花、叶、根。
性味	性平，味甘。
功能	解毒消肿，清热利水。
主治	腮腺炎，急性结膜炎，尿路感染，白带，疔疮痈肿毒。

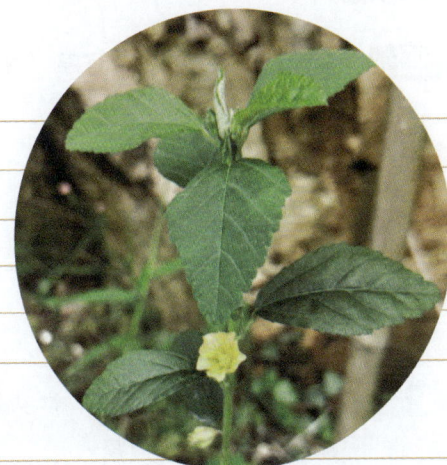

黄花稔

别名	单鞭救主、山麻。
科属	锦葵科、黄花稔属。
学名	*Sida acuta* Burm. f.
药用	全草。
性味	性微温，味甘。
功能	消肿拔毒，活血生肌。
主治	痈疽肿毒，指头蛇毒，皮肤溃疡，疔疮，小儿热结肿毒。

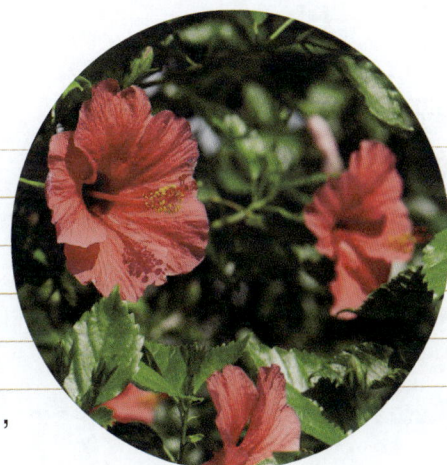

地桃花

别名	肖梵天花、虱麻头（梅县）。
科属	锦葵科、梵天花属。
学名	*Urena lobata* Linn.
药用	根、叶。
性味	性微温，味甘、辛。
功能	祛风利湿，活血解毒。
主治	风湿痹痛，肠炎痢疾。叶外用治跌打损伤。

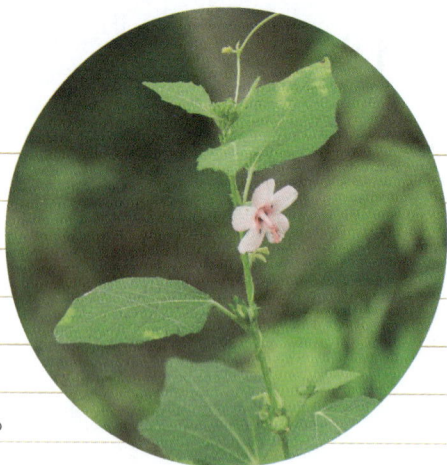

木　棉

别名	红棉、英雄树、攀枝花。
科属	木棉科、木棉属。
学名	*Bombax malabaricum* DC. Prodr.
药用	花、根、树皮。
性味	性凉，味甘、淡。
功能	清热，利湿，解毒。
主治	泄泻，痢疾，血崩，疮毒。

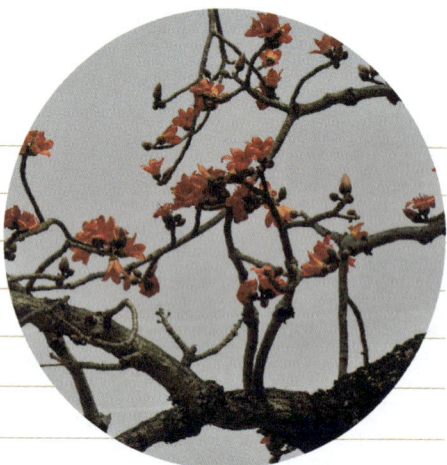

铁苋菜

别名	李子草（梅县）、麻仔草（潮汕）、海蚌含珠（广州）。
科属	大戟科、铁苋菜属。
学名	*Acalypha australis* L.
药用	全草。
性味	性凉，味微苦。
功能	清热解毒，凉血止痢。
主治	肺热咳嗽，赤白痢疾，肠炎腹泻，吐血，衄血。外治皮肤湿疹。

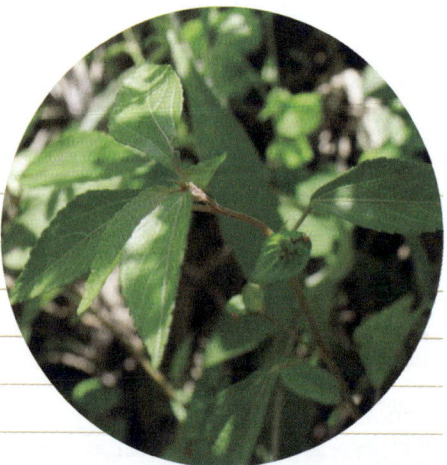

红背山麻杆

别名	红小娘（丰顺、大埔），红白膜（兴宁、五华），红帽顶（平远、蕉岭、广州）。
科属	大戟科、山麻杆属。
学名	*Alchornea trewioides*（Benth.）Muell.Arg.
药用	根、叶。
性味	性凉，味微辛。
功能	疏风解表，化湿解毒。
主治	感冒，泌尿系结石或炎症，腰腿痛。外治风疹湿毒。

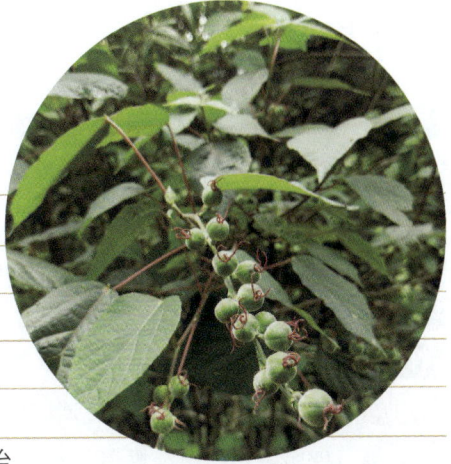

飞扬草

别名	大叶猪麻乳（蕉岭）、大飞扬、大乳草（潮汕）。
科属	大戟科、大戟属。
学名	*Euphorbia hirta* Linn.
药用	全草。
性味	性凉，味酸。
功能	清热去湿，祛风止痒，通乳。
主治	肠炎，痢疾，皮炎，湿疹，皮肤瘙痒，脚癣，产后少乳。

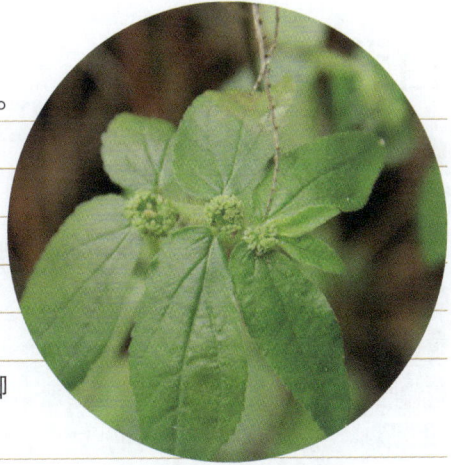

毛果算盘子

别名	漆大姑，大叶算盘子（梅县、丰顺），大叶蔓头里（五华）。
科属	大戟科、算盘子属。
学名	*Glochidion eriocarpum* Champ. ex Benth.
药用	根、叶。
性味	性平，味淡、涩。
功能	解漆毒，祛风止痒，收敛止泻。
主治	漆树过敏，水炎性皮炎，皮炎瘙痒，剥脱性皮炎，荨麻疹，急性肠胃炎，月经过多，便血。

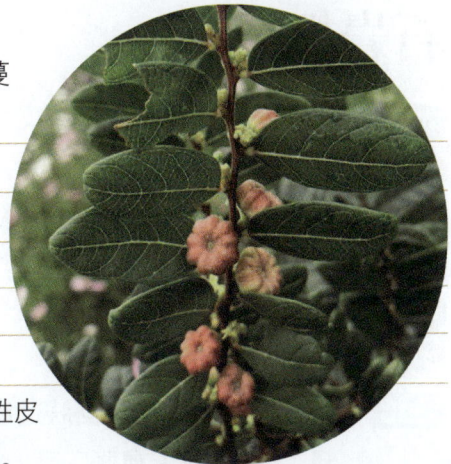

算盘子

别名	馒头树（兴宁、平远、大埔），细叶馒头（五华），狮子滚球（广州）。
科属	大戟科、算盘子属。
学名	*Glochidion puberum*（L.）Hutch.
药用	根。
性味	性凉，味涩。
功能	清热利湿，固涩止泻，消积化滞，痛经活络。
主治	感冒发热，单纯性消化不良，痢疾，肠炎，妇女血崩，湿浊，带下，咽峡炎，疖肿，牙痛，便血。

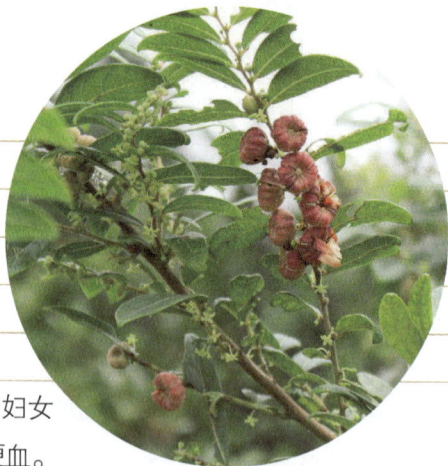

白背叶

别名	野桐、白背桐。
科属	大戟科、野桐属。
学名	*Mallotus apelta*（Lour.）Muell. Arg.
药用	根。
性味	性平，味微苦、涩。
功能	清热，利湿，固脱，消瘀。
主治	肠炎，脱肛，淋浊，疝气，肝炎，产后风瘫。

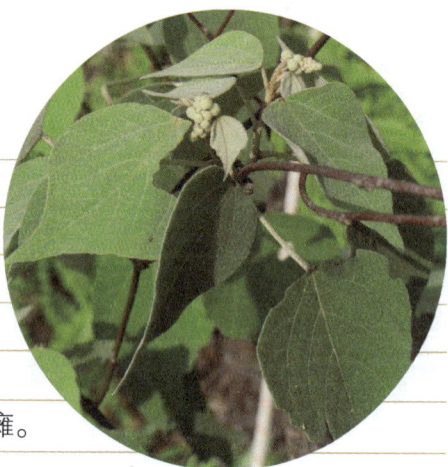

石岩枫

别名	杠香藤，加吊藤。
科属	大戟科、野桐属。
学名	*Mallotus repandus*（Willd.）Muell. Arg.
药用	根。
性味	性平，味微苦。
功能	清热解毒，止痒。
主治	慢性喉炎，湿疹，皮肤过敏，风湿关节痛，皮肤溃疡，痈疽疔疮。

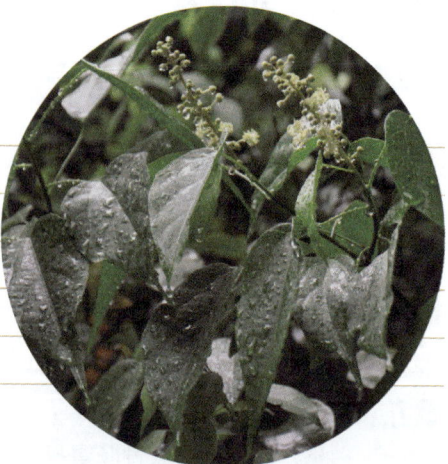

余甘子

别名	油甘树（五华、惠阳），油甘根（潮汕），油甘子。
科属	大戟科、叶下珠属。
学名	*Phyllanthus emblica* Linn.
药用	果实。
性味	性凉，味苦、甘、酸。
功能	清热凉血，润肺化痰，生津止渴。
主治	感冒发热，肺热咳嗽，咽喉痛，高血压。外治无名肿痛，皮肤湿疹。

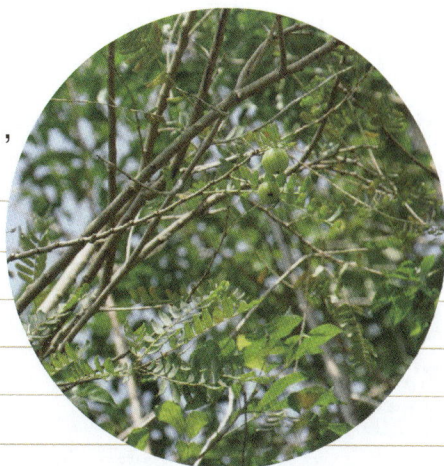

蓖　麻

别名	大麻子、红蓖麻、草麻。
科属	大戟科、蓖麻属。
学名	*Ricinus communis* L.
药用	全株。
性味	性平，味辛，有小毒。
功能	外用消肿，排脓拔毒。
主治	疮痈肿痛，乳腺炎，关节炎。

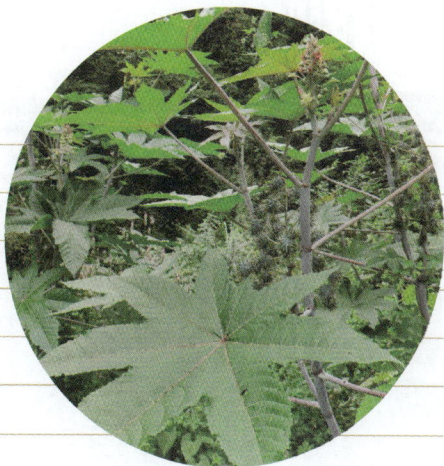

山乌桕

别名	红蕊乌桕、红叶乌桕。
科属	大戟科、乌桕属。
学名	*Sapium discolor*(Champ. ex Benth.)Muell. Arg.
药用	根皮、茎皮、叶。
性味	性寒，味苦、涩。
功能	利水通便，祛瘀消肿。
主治	跌打扭伤，痈疮，毒蛇咬伤，大便秘结，小便不利，腹水。

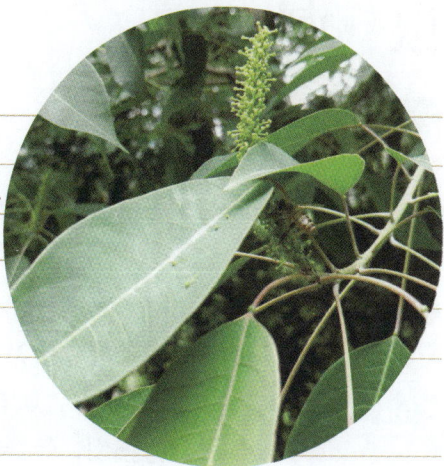

木油桐

别名	桐子、桐油树子。
科属	大戟科、油桐属。
学名	*Vernicia montana* Lour.
药用	种子。
性味	性寒，味甘、微辛，大毒。
功能	吐风痰，消肿毒，利二便。
主治	风痰喉痹，痰火瘰疬，食积腹胀，大、小便不通，丹毒，疥癣，烫伤，急性软组织炎症，寻常疣。

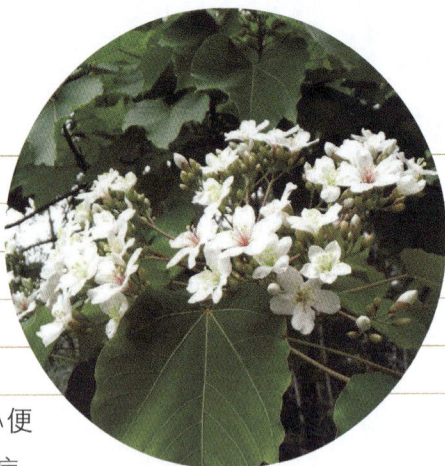

牛耳枫

别名	牛耳公（梅县、五华），南岭虎皮楠。
科属	交让木科、交让木属。
学名	*Daphniphyllum calycinum* Benth. Fl. Hongk.
药用	根、叶。
性味	性凉，味苦、涩。
功能	清热解毒，消肿祛瘀。
主治	感冒，中暑，扁桃体炎，跌打损伤，毒蛇咬伤，狂犬咬伤。

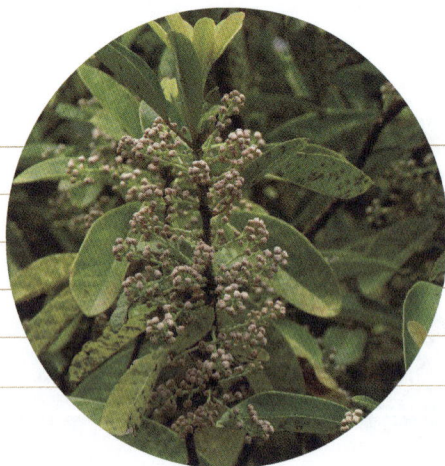

鼠　刺

别名	老鼠刺、青皮柴。
科属	虎耳草科、鼠刺属。
学名	*Itea chinensis* Hook.et Arn.
药用	根、花。
性味	性温，味苦。
功能	滋补强壮，祛风除湿，接骨续筋。
主治	身体虚弱，劳伤乏力，咳嗽，咽痛，白带，腰痛，跌打损伤，骨折。

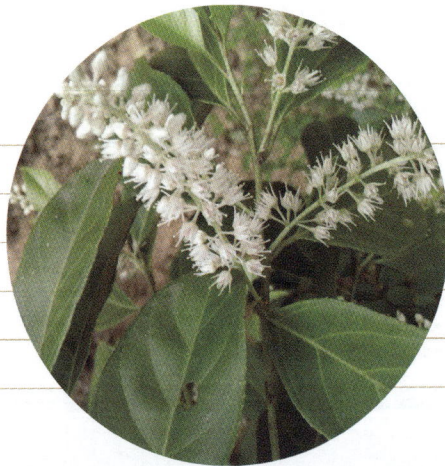

龙芽草

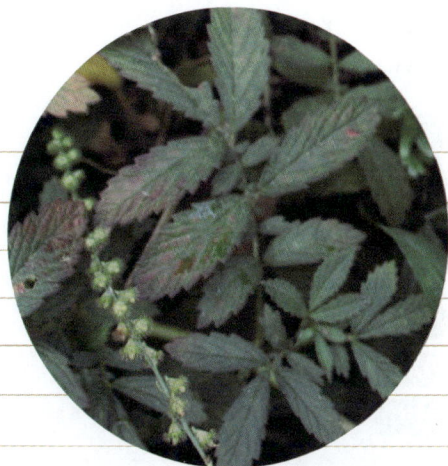

别名	仙鹤草、流明草、止血草。
科属	蔷薇科、龙芽草属。
学名	*Agrimonia pilosa* Ldb.
药用	全草。
性味	性平，味苦、涩。
功能	收敛止血，清热消肿。
主治	崩漏，带下，血痢，创伤出血。

梅

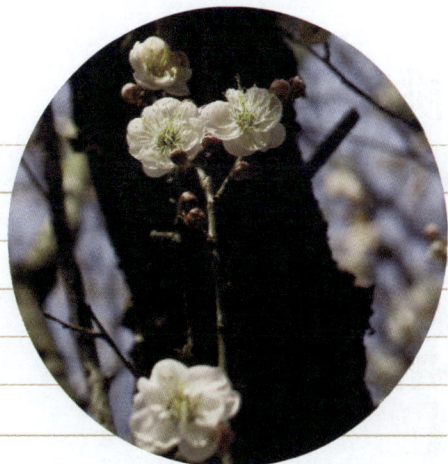

别名	酸梅、梅花。
科属	蔷薇科、杏属。
学名	*Armeniaca mume* Sieb. var. mume
药用	果实。
性味	性平，味甘、酸。
功能	生津止渴，清神下气，消酒。
主治	肺虚久咳，脾虚久痢，久泻，虚热消渴。

蛇 莓

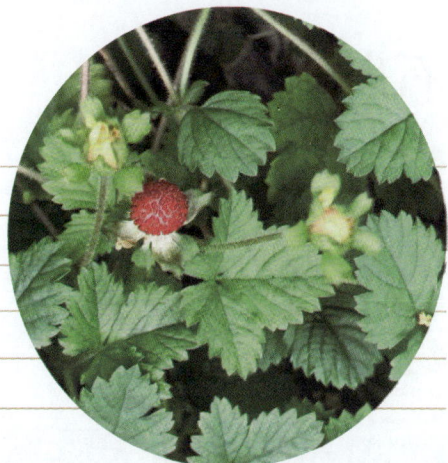

别名	倒地梅（丰顺），蛇泡衹（兴宁、蕉岭、平远），贴地泡（大埔），龙吐珠。
科属	蔷薇科、蛇莓属。
学名	*Duchesnea indica*（Andr.）Focke
药用	全草。
性味	性凉，味甘、淡。
功能	清热解毒。
主治	感冒发热，咳嗽，喉痛。外治皮肤疮毒，腮腺炎，毒蛇咬伤。

枇　杷

别名	卢桔。
科属	蔷薇科、枇杷属。
学名	*Eriobotrya japonica*（Thunb.）Lindl.
药用	叶。
性味	性平，味甘、苦。
功能	清肺祛痰，和胃降气。
主治	肺热咳嗽，感冒风热，咳嗽多痰，慢性气管炎。

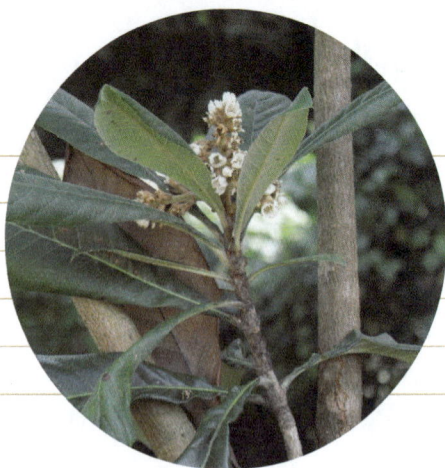

桃叶石楠

别名	石楠、红树叶。
科属	蔷薇科、石楠属。
学名	*Photinia prunifolia*（Hook. & Arn.）Lindl.
药用	根、叶。
性味	性平，味苦、辛，有小毒。
功能	祛风，通络，益肾。
主治	风湿痹通，腰膝酸软，阳痿遗精，牙痛。

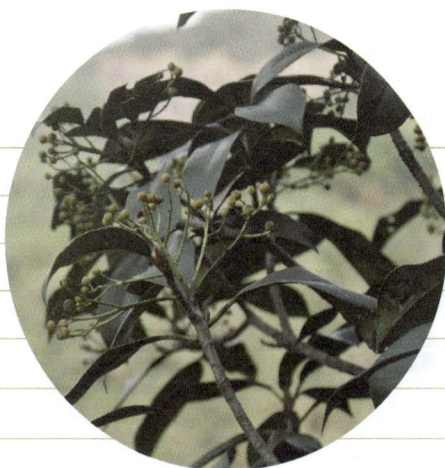

石斑木

别名	春花、车轮梅。
科属	蔷薇科、石斑木属。
学名	*Rhaphiolepis indica*（L.）Lindl. ex Ker
药用	干燥枝叶、茎。
性味	性寒，味微苦、涩。
功能	活血，去腐。
主治	跌打损伤，痹痛，溃疡红肿。

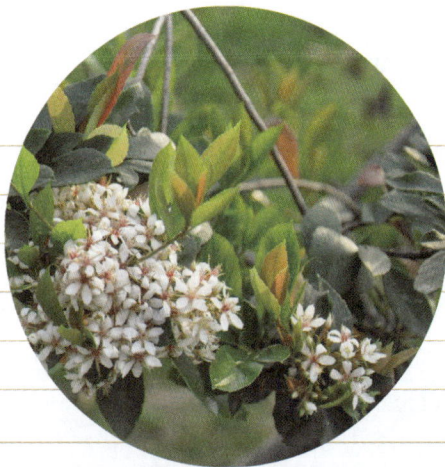

月季花

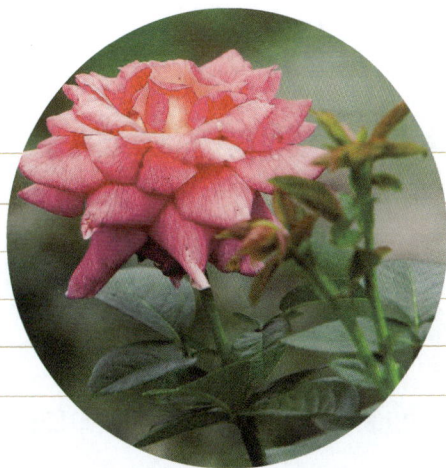

别名	四季花、月月红、月季红。
科属	蔷薇科、蔷薇属。
学名	*Rosa chinensis* Jacq. Obs. Bot.
药用	花。
性味	性温，味甘。
功能	活血调经，疏肝解郁。
主治	气滞血瘀，月经不调，痛经，闭经，胸胁胀痛。

小果蔷薇

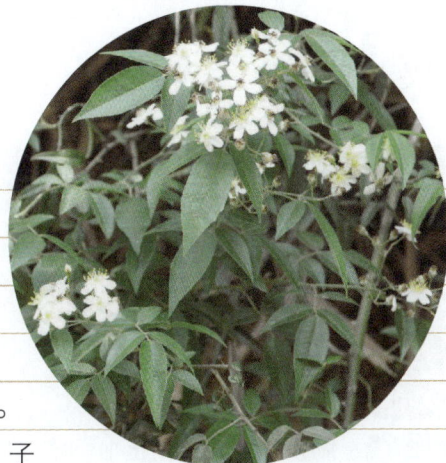

别名	山木香、鱼杆子、小金樱、白花七叶树、七姊妹。
科属	蔷薇科、蔷薇属。
学名	*Rosa cymosa* Tratt. Ros. Monogr.
药用	根、叶。
性味	根：性平，味苦、涩。叶：性平，味苦。
功能	根：祛风除湿，收敛固脱。叶：解毒消肿。
主治	根：风湿关节痛，跌打损伤，腹泻，脱肛，子宫脱垂。叶：痈疖疮疡，烧烫伤。

金樱子

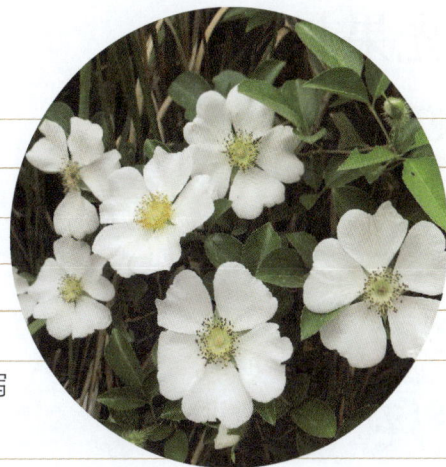

别名	刺榆子、刺梨子。
科属	蔷薇科、蔷薇属。
学名	*Rosa laevigata* Michx.
药用	果实。
性味	性平，味甘、涩。
功能	固精缩尿，涩肠止泻。
主治	遗精滑精，遗尿尿频，崩漏，带下病，久泻久痢。

粗叶悬钩子

别名	大叶蛇泡簕、老虎泡。
科属	蔷薇科、悬钩子属。
学名	*Rubus alceaefolius* Poir.
药用	干燥根。
性味	性温，味甘、淡。
功能	清利湿热，散瘀消痈。
主治	黄疸，乳痈，外伤，口腔炎。

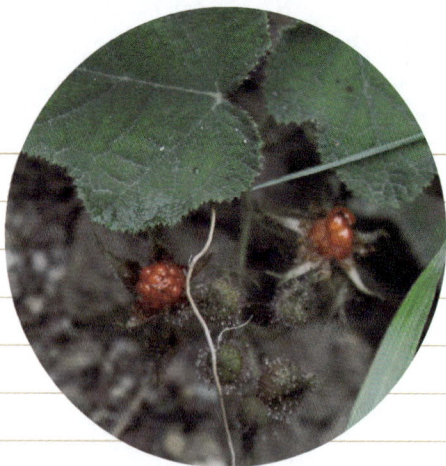

寒　莓

别名	地莓、聋朵公、咯咯红。
科属	蔷薇科、悬钩子属。
学名	*Rubus buergeri* Miq.
药用	茎、叶。
性味	性凉，味苦、酸。
功能	凉血止血，解毒敛疮。
主治	肺痨咯血，外伤出血，疮疡肿痛，湿疮流脓。

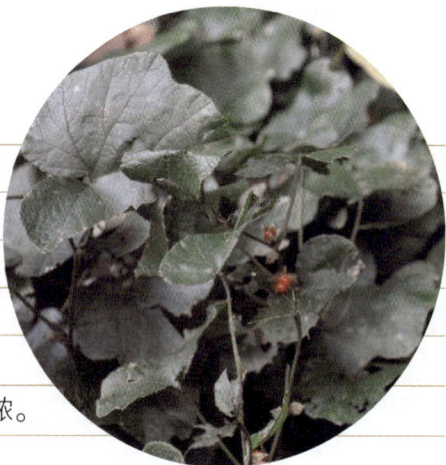

光果悬钩子

别名	悬钩子。
科属	蔷薇科、悬钩子属。
学名	*Rubus glabricarpus* Cheng
药用	未成熟果实。
性味	性平，味酸，无毒。
功能	醒酒，止渴，祛痰，解毒。
主治	痛风，丹毒，遗精。

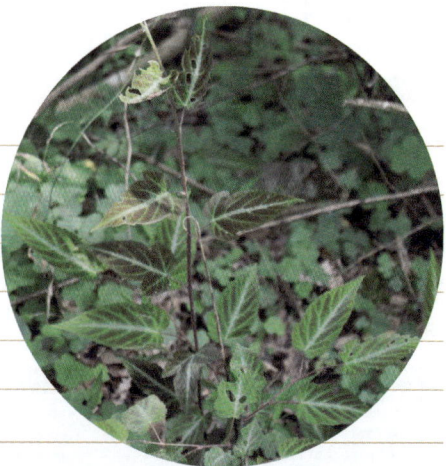

白花悬钩子

别名	泡腾、白钩勒藤。
科属	蔷薇科、悬钩子属。
学名	*Rubus leucanthus* Hance
药用	根。
性味	性平，味甘、酸。
功能	利湿，解毒。
主治	腹泻，赤痢。

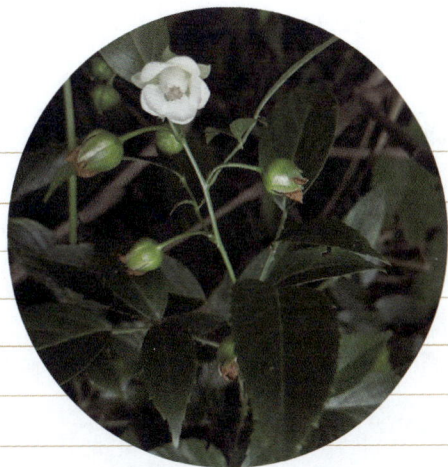

茅　莓

别名	红梅消、蛇泡簕、三月泡（梅县）。
科属	蔷薇科、悬钩子属。
学名	*Rubus parvifolius* Linn.
药用	根。
性味	性平，味酸、涩。
功能	解毒祛风散结，外用止痒。
主治	感冒喉痛，风湿骨痛，慢性肝炎，肾炎水肿，咯血。外治皮肤溃疡，湿疹瘙痒。

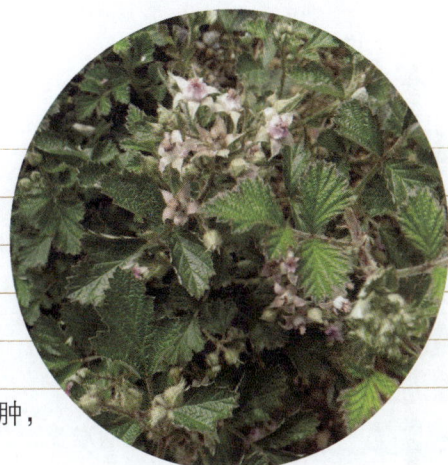

梨叶悬钩子

别名	红簕钩。
科属	蔷薇科、悬钩子属。
学名	*Rubus pirifolius* Smith
药用	根。
性味	性凉，味酸、涩。
功能	清肺止咳，行气解郁。
主治	肺热咳嗽，气滞胁痛，脘腹胀痛。

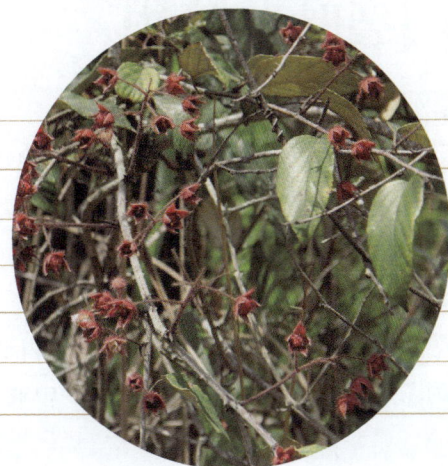

天香藤

别名	刺藤、藤山丝。
科属	含羞草科、合欢属。
学名	*Albizia corniculata*（Lour.）Druce
药用	心材。
性味	性平，味甘。
功能	行气散瘀，止血，民间作降香用。
主治	跌打损伤，创伤出血。

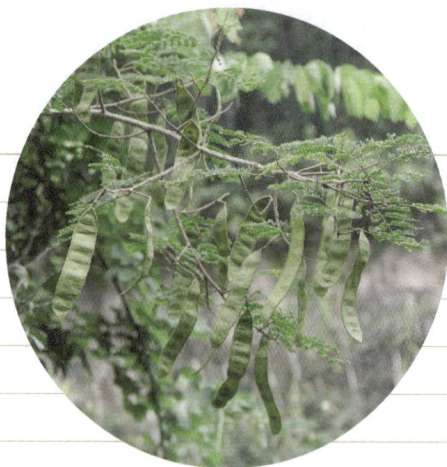

猴耳环

别名	婆劈树、鸡心树。
科属	含羞草科、猴耳环属。
学名	*Pithecellobium clypearia*（Jack）Benth.
药用	枝、叶、树皮。
性味	性寒，味苦、涩。
功能	清热解毒，凉血消肿。
主治	呼吸道感染，急性咽喉炎，急性胃肠炎。

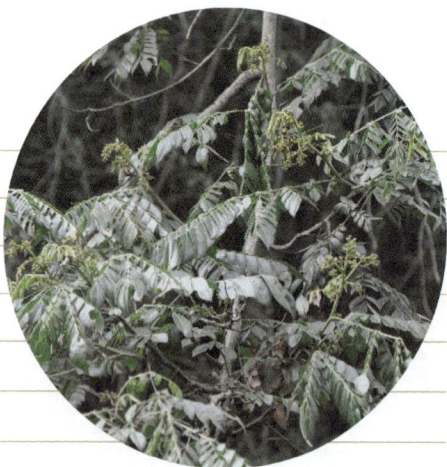

阔裂叶羊蹄甲

别名	亚那藤、搭袋藤。
科属	*Bauhinia apertilobata* Merr. et Metc.
学名	苏木科、羊蹄甲属。
药用	藤、根。
性味	性凉，味涩、微苦。
功能	祛风除湿，通经活络，健胃消食，消肿止痛。
主治	风湿关节炎，腰腿痛，胃痛，小儿疳积，跌打损伤。

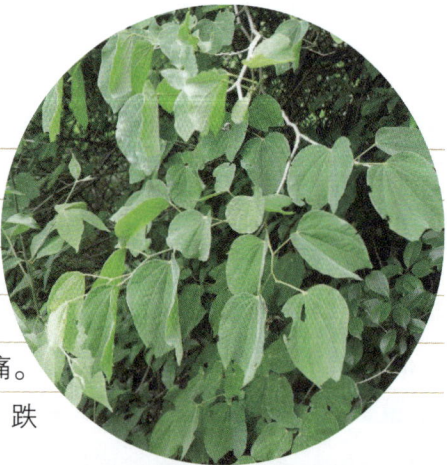

粉叶羊蹄甲

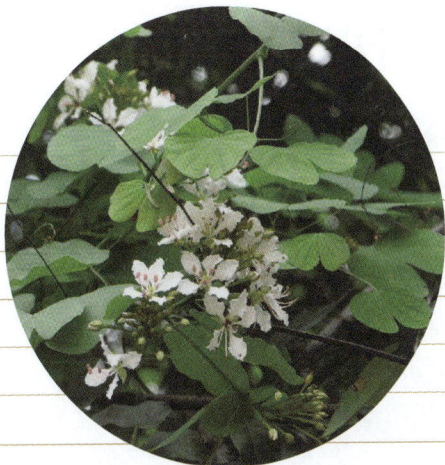

别名	羊蹄甲藤。
科属	苏木科、羊蹄甲属。
学名	*Bauhinia glauca*（Wall. ex Benth.）Benth.
药用	根、叶。
性味	性温，味辛、甘、酸、微苦。
功能	补肾，提神，止血，镇咳。
主治	脱肛，阴挺，清热利湿，消肿止痛。

华南云实

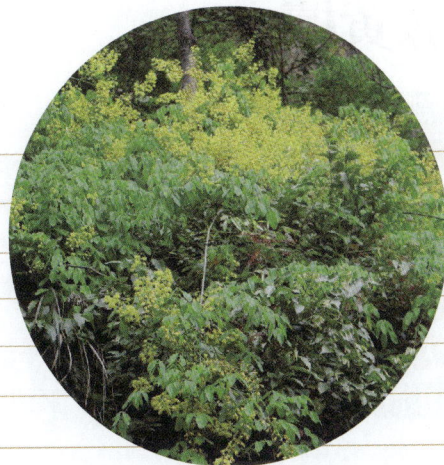

别名	假老虎簕、刺果苏木。
科属	苏木科、云实属。
学名	*Caesalpinia crista* Linn.
药用	根、茎、果。
性味	性温，味苦、涩，无毒。
功能	发表散寒，活血通经，解毒杀虫。
主治	筋骨疼痛，跌打损伤。

双荚决明

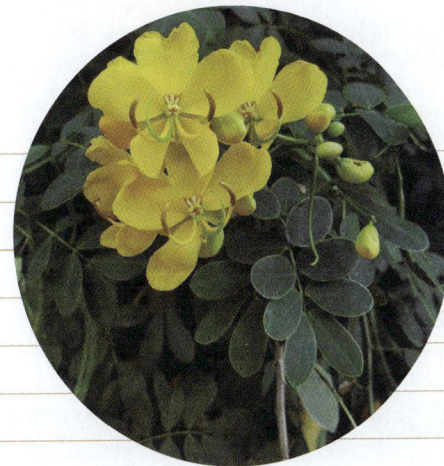

别名	双荚黄槐、腊肠仔树。
科属	苏木科、决明属。
学名	*Cassia bicapsularis* Linn.
药用	种子。
性味	性寒，味苦。
功能	清肝明目，泻下导滞。
主治	目疾、便秘。

黄槐决明

别名	黄槐。
科属	苏木科、决明属。
学名	*Cassia surattensis* Burm.
药用	叶。
性味	性寒，味苦、甘。
功能	解毒，润肺，泻下。
主治	肺痈咳嗽，便秘。

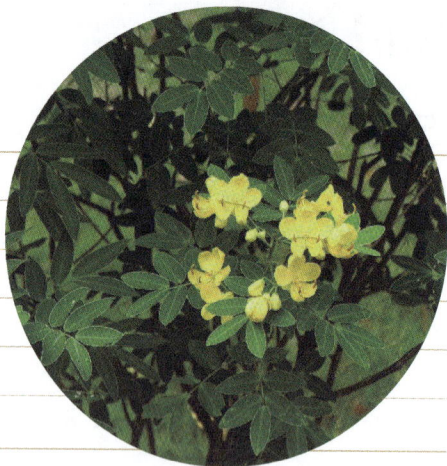

藤黄檀

别名	红香藤、大香藤。
科属	豆科、黄檀属。
学名	*Dalbergia hancei* Benth.
药用	根、藤茎、树脂。
性味	性温，味辛。
功能	舒筋活络，行气，止痛。
主治	风湿腰痛，胃神经痛，腰肌劳损，风湿关节痛，腹痛，痛经。

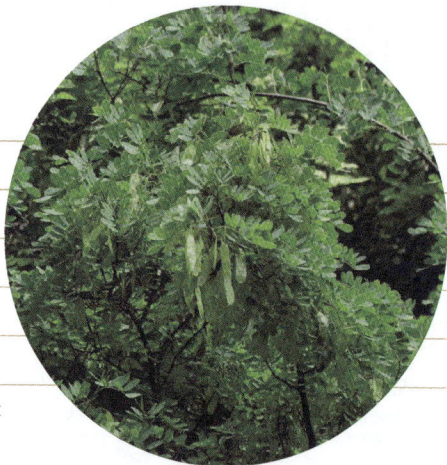

假地豆

别名	稗豆。
科属	豆科、山蚂蝗属。
学名	*Desmodium heterocarpon*（Linn.）DC. Prodr.
药用	全草。
性味	性凉，味淡。
功能	利水通淋，散瘀消肿。
主治	泌尿系结石，跌打瘀肿，外伤出血。

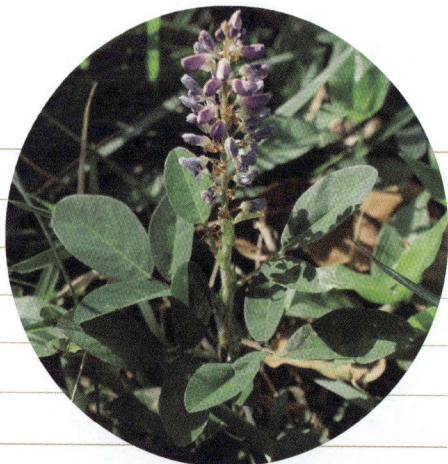

鸡冠刺桐

别名	巴西刺桐、象牙红。
科属	豆科、刺桐属。
学名	*Erythrina crista-galli* Linn. Mant.
药用	根皮。
性味	性凉，味甘、苦、辛。
功能	抗菌消炎。
主治	风湿痹痛，湿疹。

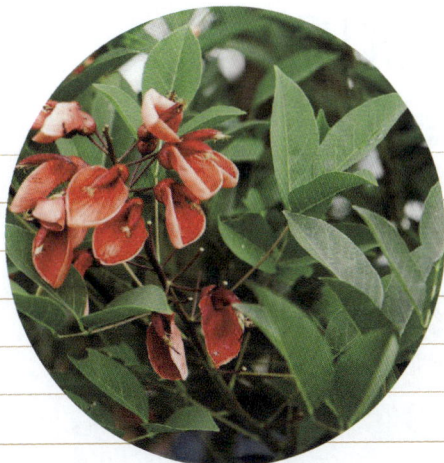

香花崖豆藤

别名	山鸡血藤、鸡血藤。
科属	豆科、崖豆藤属。
学名	*Millettia dielsiana* Harms
药用	根、茎藤。
性味	性微温，味微苦。
功能	补血行气，通经活络。
主治	血小板减少症，贫血，风湿关节痛，闭经，月经不调，白带，跌打损伤。

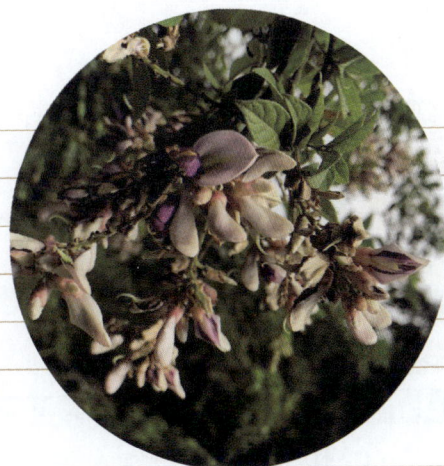

链荚豆

别名	园地豆、野番豆。
科属	蝶形花科、链荚豆属。
学名	*Alysicarpus vaginalis* （L.）DC. Prodr.
药用	全草。
性味	性凉，味甘。
功能	疏风散热。
主治	风热眼赤肿痛，口腔溃烂。

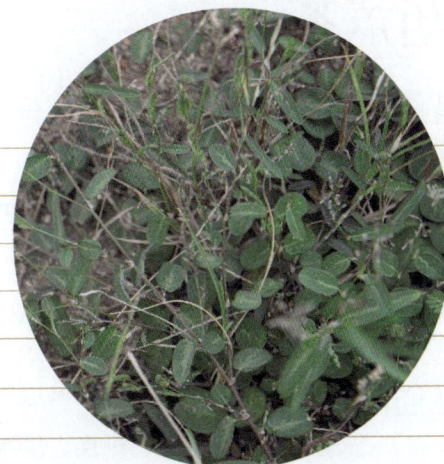

鸡眼草

别名	人字草、乌蝇羽。
科属	蝶形花科、鸡眼草属。
学名	*Kummerowia striata*（Thunb.）Schindl.
药用	全草。
性味	性微凉，味甘、淡。
功能	清热利尿，消瘀去积。
主治	感冒发热，咳嗽胸痛，小便不利，消化不良，小儿疳积，急性肝炎。

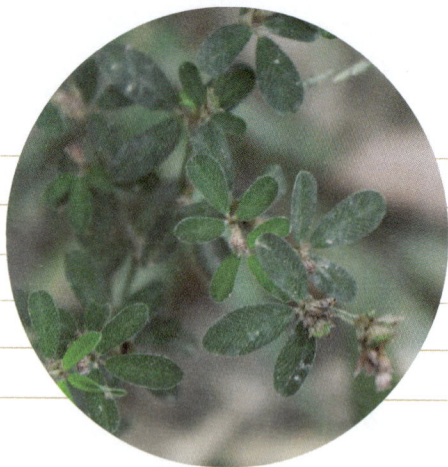

葛

别名	黄葛（五华、平远），野葛，粉葛（广州）。
科属	蝶形花科、葛属。
学名	*Pueraria lobata*（Willd.）Ohwi
药用	根、花。
性味	性平，味甘。
功能	疏风透表，生津止渴。
主治	感冒，颈硬，骨节疼，麻疹不透，肠炎，痢疾，酒风（用花）。

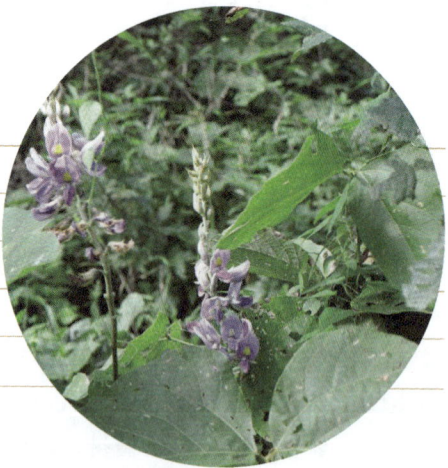

葫芦茶

别名	剃刀柄，狗舌犁（梅县、蕉岭）。
科属	蝶形花科、葫芦茶属。
学名	*Tadehagi triquetrum*（L.）Ohashi
药用	全草。
性味	性凉，味甘、涩、微苦。
功能	清热解毒，利湿，消滞。
主治	暑热烦渴，感冒，咽喉肿痛，小肺病咳血，肠炎，肾炎水肿，痢疾，风湿骨痛。

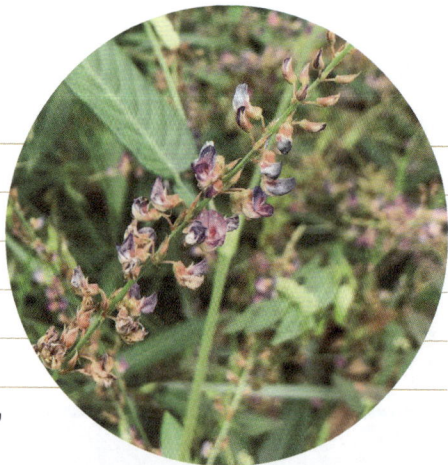

紫 藤

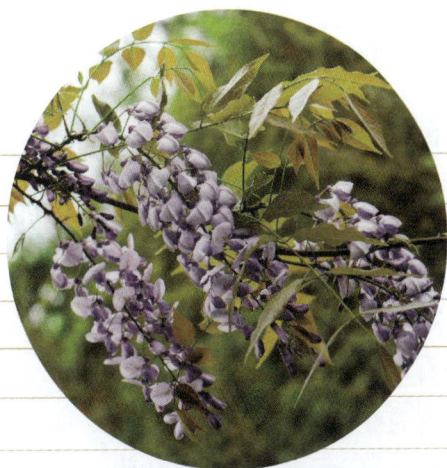

别名	藤萝。
科属	蝶形花科、紫藤属。
学名	*Wisteria sinensis*（Sims）Sweet
药用	茎皮、花及种子。
性味	性温，味甘、苦，有小毒。
功能	清热解毒，利湿，消滞。
主治	止痛，杀虫，腹痛，蛲虫病。

枫香树

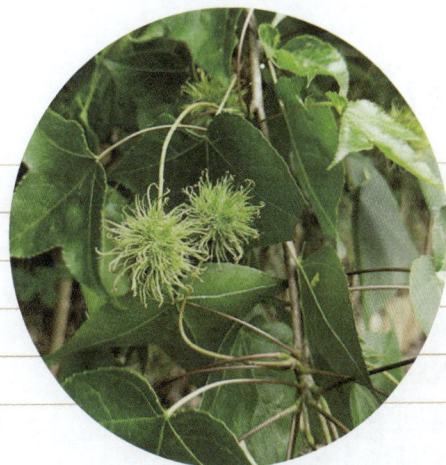

别名	枫香、枫子树、鸡爪枫。
科属	金缕梅科、红花荷属。
学名	*Liquidambar formosana* Hance
药用	果实。
性味	性温，味苦、微涩，气香。
功能	通经利水，祛风除湿。
主治	关节湿痹，小便不利，乳汁不通，月经不调。外治湿疹，皮炎。

檵 木

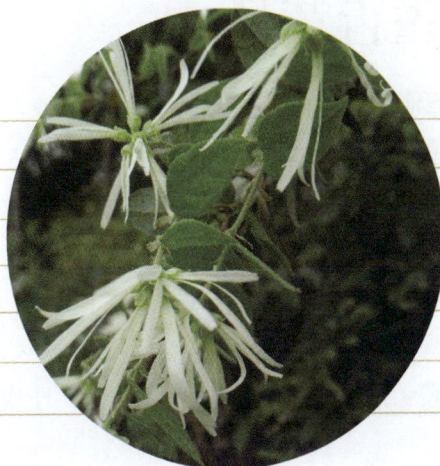

别名	白花檵木。
科属	金缕梅科、檵木属。
学名	*Loropetalum chinense*（R. Br.）Oliver
药用	根、叶。
性味	性平，味苦、涩。
功能	行血止血，去瘀生新。
主治	血积闭经，跌打损伤，外伤出血。

红花檵木

别名	红继木、红檵花。
科属	金缕梅科、檵木属。
学名	*Loropetalum chinense* (R. Br.) Oliver var. *rubrum* Yieh
药用	根。
性味	性温，味微苦。
功能	温中燥湿，涩精止血。
主治	风湿关节痛，痢疾，白带。

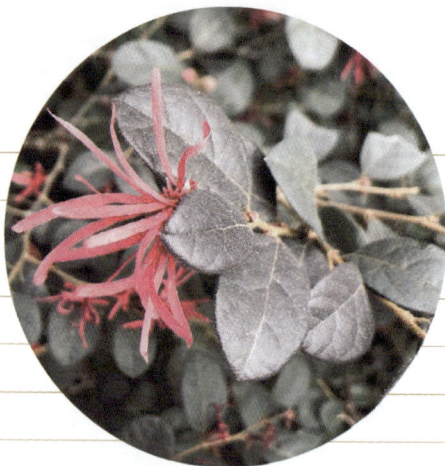

红花荷

别名	萝多木。
科属	金缕梅科、枫香树属。
学名	*Rhodoleia championii* Hook. f. Gen.
药用	果实。
性味	性温，味辛。
功能	活血化瘀。
主治	寒凝血脉之出血症。

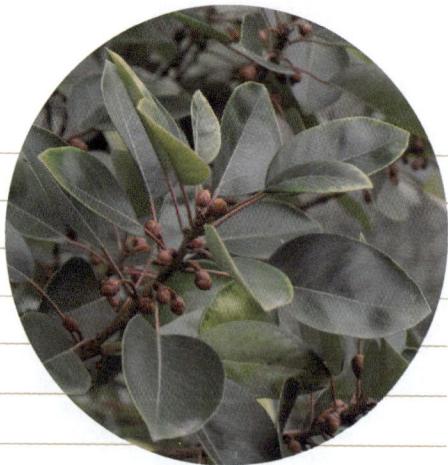

雀舌黄杨

别名	匙叶黄杨。
科属	黄杨科、黄杨属。
学名	*Buxus bodinieri* Levl.
药用	叶、茎、根。
性味	性凉，味苦、甘。
功能	清热解毒，化痰止咳，祛风，止血。
主治	风湿疼痛，胸腹气胀，牙痛，疝痛，跌打损伤。

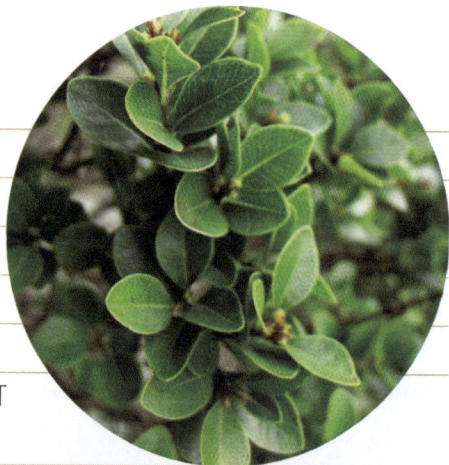

杨 梅

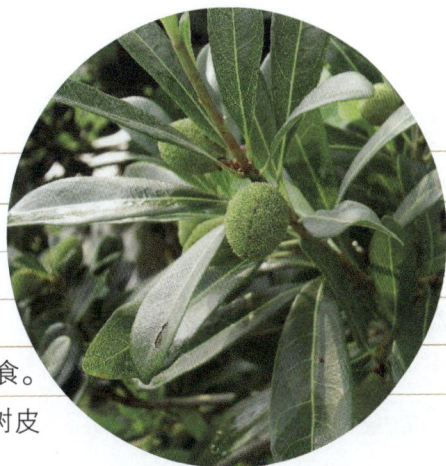

别名	山杨梅、树梅。
科属	杨梅科、杨梅属。
学名	*Myrica rubra*（Lour.）Sieb. et Zucc.
药用	果实、树皮。
性味	性温，味甘、酸。
功能	行气止痛，活血散瘀，生津解渴，和胃消食。
主治	果实治心胃气痛，痢疾，吐泻，解酒。树皮外用治刀伤烫火伤，疥癣恶疮。

罗浮锥

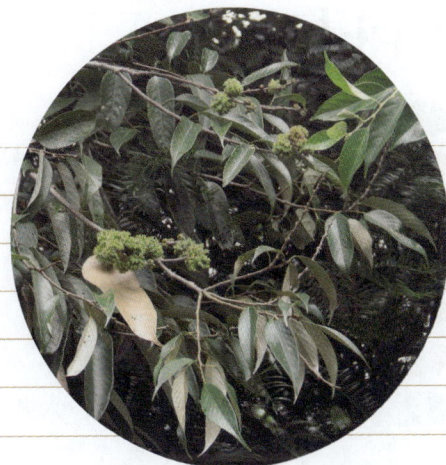

别名	白橼。
科属	壳斗科、锥属。
学名	*Castanopsis faberi* Hance
药用	种子。
性味	性平，味甘。
功能	益肾补脾。
主治	肾虚腰痛，肢膝乏力，体虚消瘦。

黧蒴锥

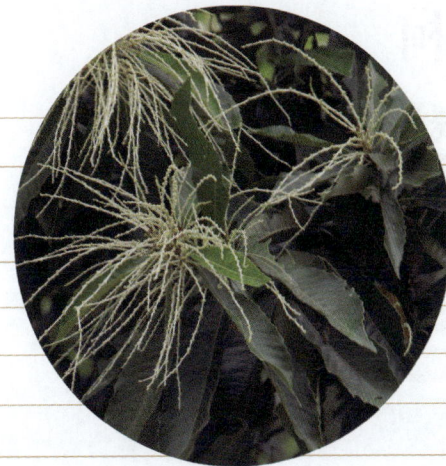

别名	大叶栎、大叶锥。
科属	壳斗科、锥属。
学名	*Castanopsis fissa*（Champ. ex Benth.）Rehd. et Wils.
药用	种子。
性味	性平，味甘。
功能	益肾补脾。
主治	肾虚腰痛，肢膝乏力，体虚消瘦。

红 锥

别名	锥栗、锥丝栗、红楮。
科属	壳斗科、锥属。
学名	*Castanopsis hystrix* Miq.
药用	种仁。
性味	性温，味甘。
功能	滋养强壮，健胃，消食。
主治	食欲不振，脾虚泄泻。

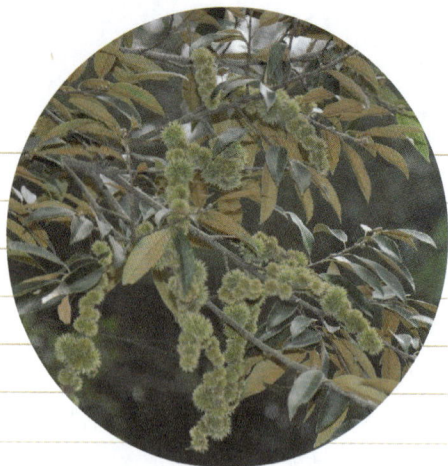

烟斗柯

别名	石锥、烟斗子、黄槠。
科属	壳斗科、柯属。
学名	*Lithocarpus corneus*（Lour.）Rehd.
药用	种子。
性味	性平，味甘。
功能	益肾补脾。
主治	肾虚腰痛，肢膝乏力，体虚消瘦。

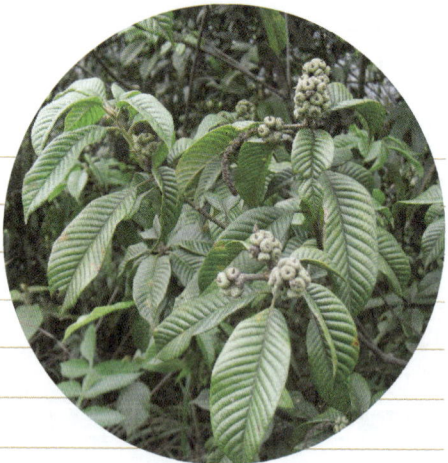

柯

别名	石栎。
科属	壳斗科、柯属。
学名	*Lithocarpus glaber*（Thunb.）Nakai
药用	树皮。
性味	性平，味辛，有小毒。
功能	行气，利水。
主治	腹水肿胀。

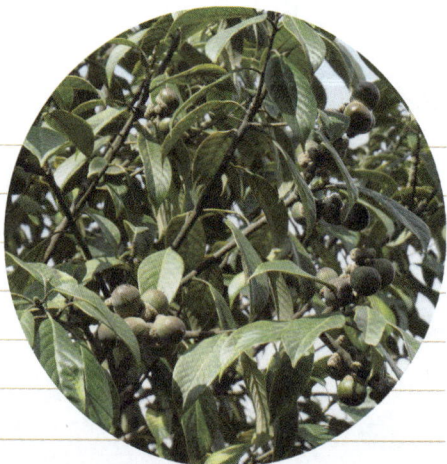

硬壳柯

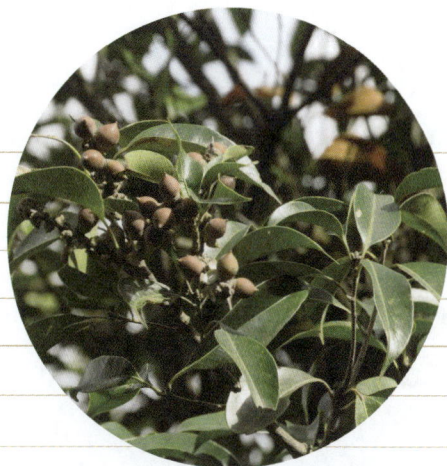

别名	赤皮杠（台湾）、酒柸（江西）。
科属	壳斗科、柯属。
学名	*Lithocarpus hancei*（Benth.）Rehd.
药用	种子。
性味	性平，味甘。
功能	益肾补脾。
主治	肾虚腰痛，肢膝乏力，体虚消瘦。

山黄麻

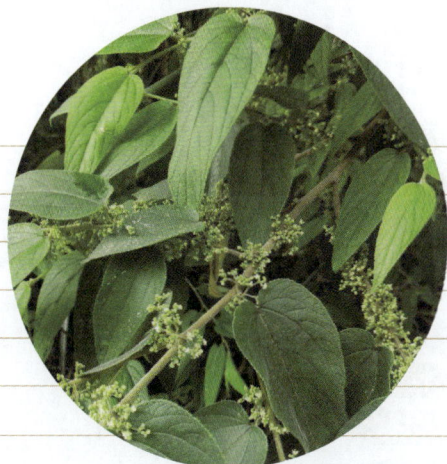

别名	山麻木、山麻。
科属	榆科、山黄麻属。
学名	*Trema tomentosa*（Roxb.）Hara
药用	根、叶。
性味	性平，味涩。
功能	散瘀，消肿，止血。
主治	跌打瘀肿，外伤出血。

白桂木

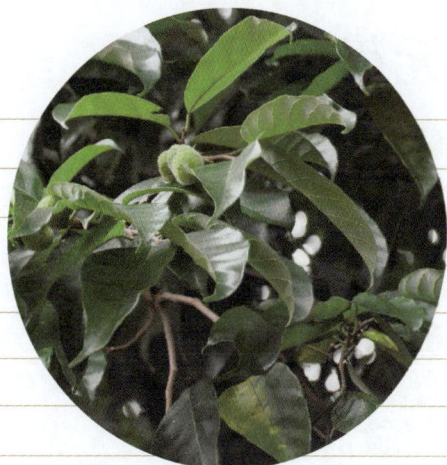

别名	将军木。
科属	桑科、波罗蜜属。
学名	*Artocarpus hypargyreus* Hance
保护级别	中国植物红皮书：稀有濒危植物三级，渐危种。
药用	根。
性味	性微温，味甘、淡。
功能	祛风活血，除湿消肿。
主治	风湿关节炎，腰膝酸软，黄疸肝炎，胃痛，水肿。

葡 蟠

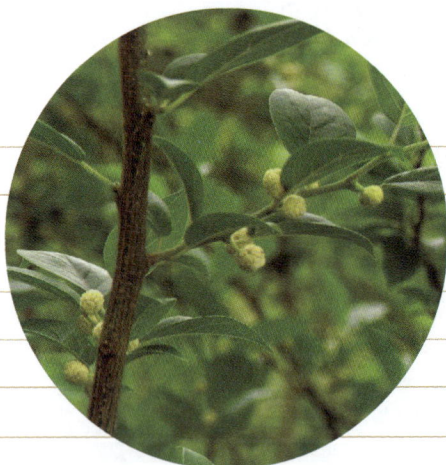

别名	尖叶楮皮、小构树。
科属	桑科、构属。
学名	*Broussonetia kaempferi* Sieb.
药用	根、根皮、树皮、叶。
性味	性平，味甘。
功能	根、根皮：散瘀止痛。叶、树皮汁：解毒，杀虫。
主治	跌打损伤，腰痛。

柘 树

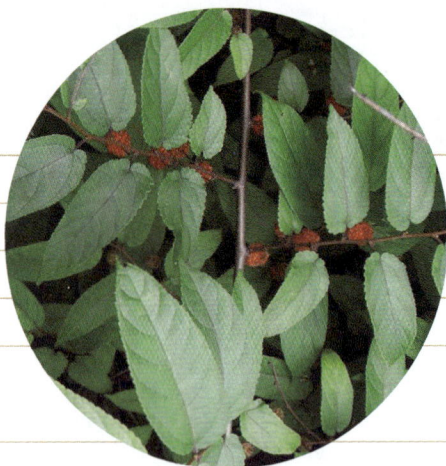

别名	柘、柘木。
科属	桑科、柘属。
学名	*Cudrania tricuspidata*（Carr.）Bur. ex Lavallee
药用	木材。
性味	性温，味甘。
功能	滋养血脉，调益脾胃。
主治	虚损，妇女崩中血结，疟疾。

无花果

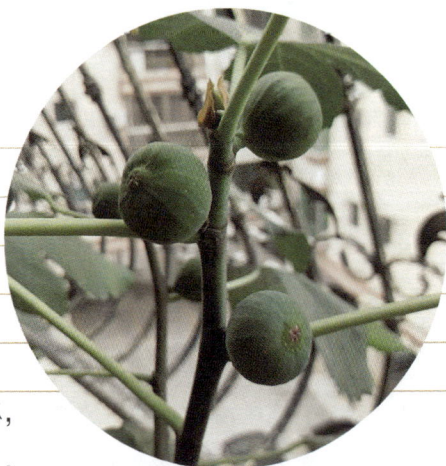

别名	文仙果、奶浆果、品仙果。
科属	桑科、榕属。
学名	*Ficus carica* Linn.
药用	果实。
性味	性凉，味甘。
功能	清热生津，健脾开胃，解毒消肿。
主治	咽喉肿痛，燥咳声嘶，乳汁稀少，肠热便秘，食欲不振，消化不良，泄泻，痢疾，痈肿，癣疾。

粗叶榕

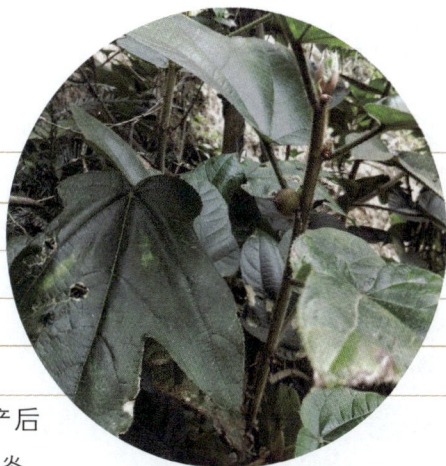

别名	五指毛桃、佛掌榕。
科属	桑科、榕属。
学名	*Ficus hirta* Vahl
药用	根、茎。
性味	性温，味甘、微苦。
功能	健脾化湿，祛瘀消肿。
主治	肺结核，气管炎，胃痛，水肿，闭经，产后瘀血，白带，乳汁稀少，乳腺炎，睾丸炎，风湿痛，跌打损伤。

榕 树

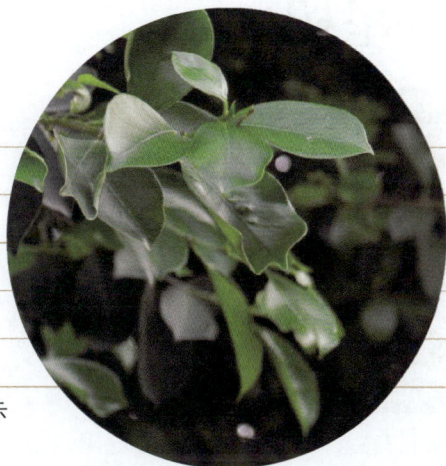

别名	细叶榕、正榕。
科属	桑科、榕属。
学名	*Ficus microcarpa* L. f.
药用	气根、叶、树皮。
性味	性凉，味涩、微甘。
功能	发表透疹，解毒消炎。
主治	感冒，流感，麻疹不透，扁桃体炎，目赤痛，百日咳。外洗治湿疹阴痒。

舶梨榕

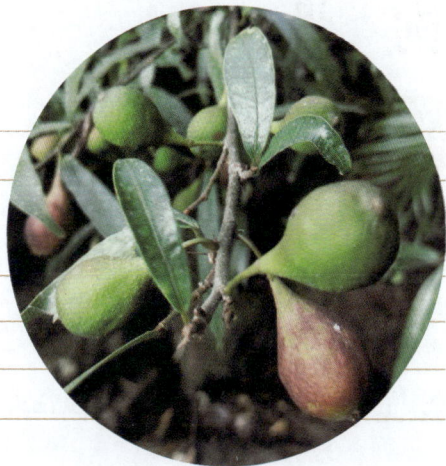

别名	梨果榕、梨状牛乳子、水石榴。
科属	桑科、榕属。
学名	*Ficus pyriformis* Hook. et Arn. Bot. Beech. Voy.
药用	茎。
性味	性凉，味涩。
功能	清热利尿，止痛。
主治	发热，水肿，胃痛。

变叶榕

别名	奶汁柴、常绿天仙果。
科属	桑科、榕属。
学名	*Ficus variolosa* Lindl. ex Benth.
药用	根。
性味	性微温，味微苦、甘。
功能	祛风除湿，活血止痛。
主治	中暑发痧，胃及十二指肠溃疡，乳汁不通，风湿关节痛，腰痛，疖肿，跌打损伤。

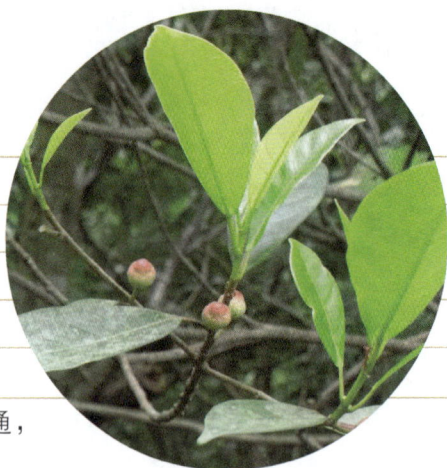

秤星树

别名	岗梅、梅叶冬青。
科属	冬青科、冬青属。
学名	*Ilex asprella*（Hook.et Arn.）Champ. ex Benth.
药用	根、叶。
性味	性寒，味苦、甘。
功能	清热解毒，生津止渴。
主治	活血，感冒，头痛，咽喉肿痛，铁打损伤。

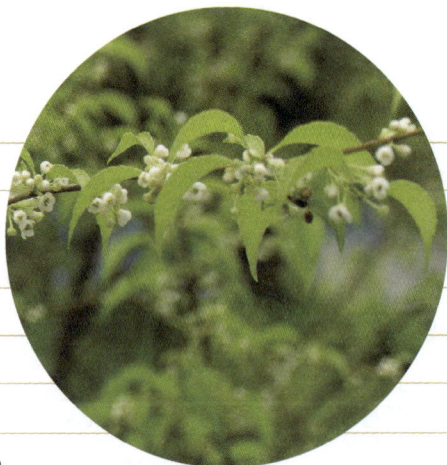

枸　骨

别名	猫儿刺、老虎簕、八角刺。
科属	冬青科、冬青属。
学名	*Ilex cornuta* Lindl. et Paxt. Flow. Garn.
药用	根、树皮、叶。
性味	性平，味苦。
功能	清热疏风，凉血解毒。
主治	肺热咳嗽，咯血，风湿性关节炎，牙痛，疮痈。

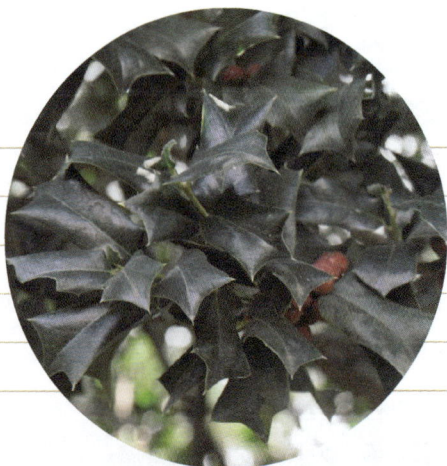

榕叶冬青

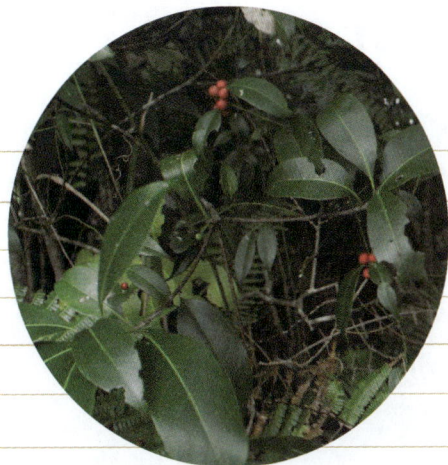

别名	台湾糊樗、仿腊树、野香雪。
科属	冬青科、冬青属。
学名	*Ilex ficoidea* Hemsl.
药用	根。
性味	性凉，味微辛、甘。
功能	解毒，消肿止痛。
主治	肝炎，跌打损伤。

毛冬青

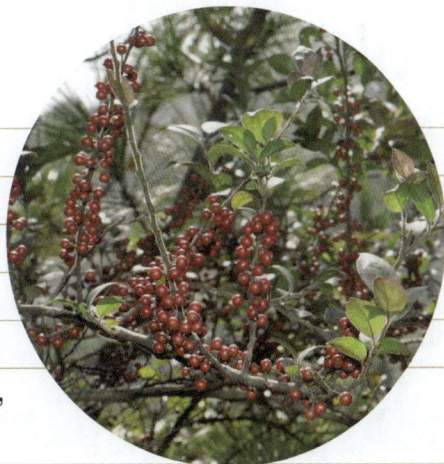

别名	六月霜、细叶冬青。
科属	冬青科、冬青属。
学名	*Ilex pubescens* Hook. et Arn. Bot. Beechey Voy.
药用	根、茎、叶。
性味	性凉，味甘、苦。
功能	清热凉血，通络止痛，消肿解毒。
主治	喘咳，痢疾，高血压，脉管炎，心绞痛，烧伤，无名肿毒。

铁冬青

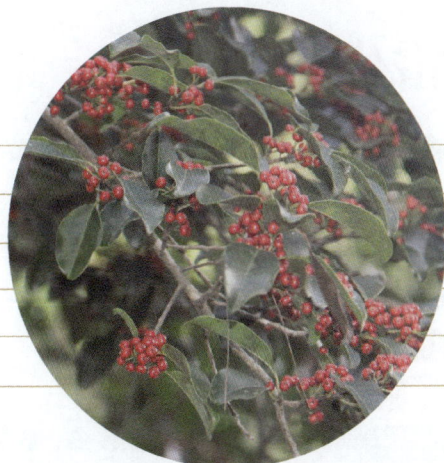

别名	救必应、王老吉。
科属	冬青科、冬青属。
学名	*Ilex rotunda* Thunb.
药用	树皮、根皮。
性味	性寒，味苦。
功能	清热利湿，消肿止痛。
主治	感冒发热，扁桃体炎，咽喉肿痛，跌打损伤，风湿骨痛。

三花冬青

别名	无。
科属	冬青科、冬青属。
学名	*Ilex triflora* Bl. Bijdr.
药用	根。
性味	性寒，味苦。
功能	清热解毒。
主治	疮疡肿毒。

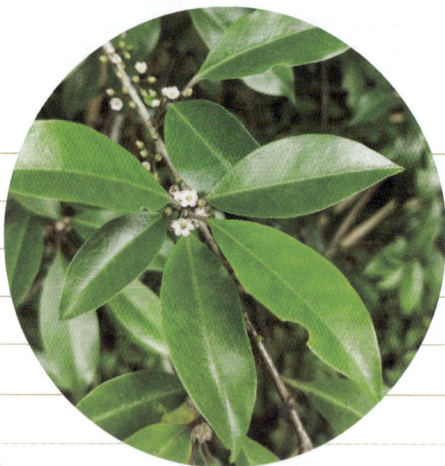

过山枫

别名	落霜红、穿山龙。
科属	卫矛科、南蛇藤属。
学名	*Celastrus aculeatus* Merr. Bijder.
药用	根。
性味	性凉，味苦、辛。
功能	清热解毒，祛风除湿。
主治	风湿痹痛，痛风，肾炎，胆囊炎，白血病。

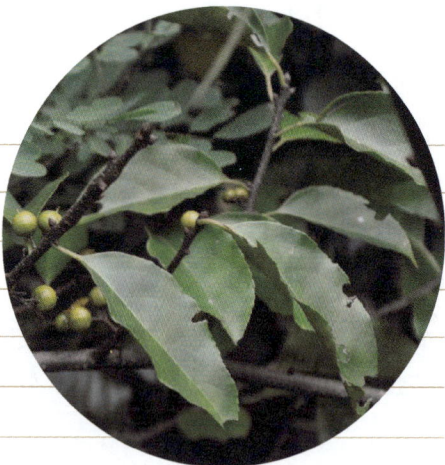

雷公藤

别名	落霜红、穿山龙。
科属	卫矛科、雷公藤属。
学名	*Tripterygium wilfordii* Hook. f.
药用	根、叶、花。
性味	味苦，大毒。
功能	杀虫，消炎，解毒。
主治	风湿关节炎，皮肤发痒，腰带疮。

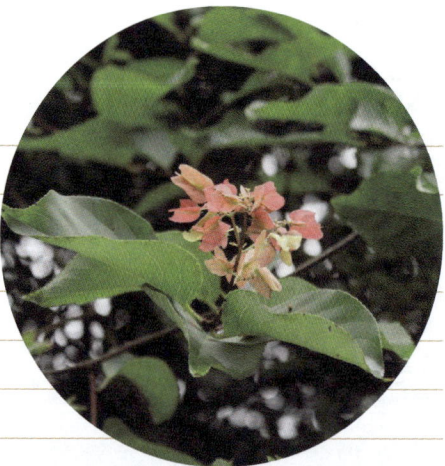

楼梯草

别名	半边伞、上天梯。
科属	荨麻科、楼梯草属。
学名	*Elatostema involucratum* Franch. et Sav. Enum.
药用	全草。
性味	性寒，味甘。
功能	润肺止咳。
主治	肺阴虚发热，咳嗽，肺结核。

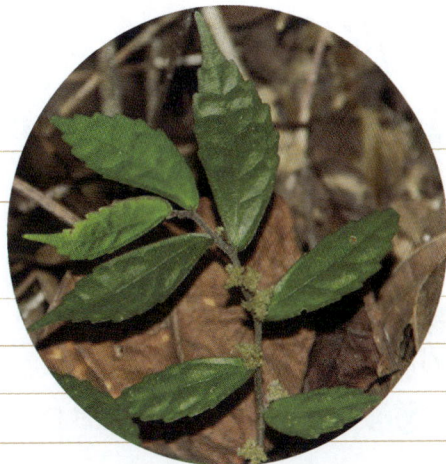

糯米团

别名	糯米草、糯米藤、糯米条。
科属	荨麻科、糯米团属。
学名	*Gonostegia hirta*（Bl.）Miq.
药用	全草。
性味	性凉，味甘、微苦。
功能	清热解毒，健脾，止血。
主治	乳痈，肿毒，痢疾，消化不良，食积腹痛，疳积，带下，水肿，小便不利，痛经，跌打损伤，咳血，吐血，外伤出血。

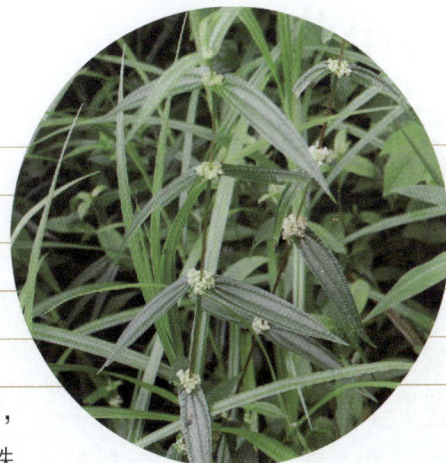

蔓赤车

别名	仙人架桥（平远）、流疰药（梅县）、石拐骨。
科属	荨麻科、赤车属。
学名	*Pellionia scabra* Benth.
药用	根、茎。
性味	性温，味辛、苦。
功能	活血祛瘀。
主治	跌打扭伤，骨折，风湿性关节炎，咳嗽，痰火流疰。

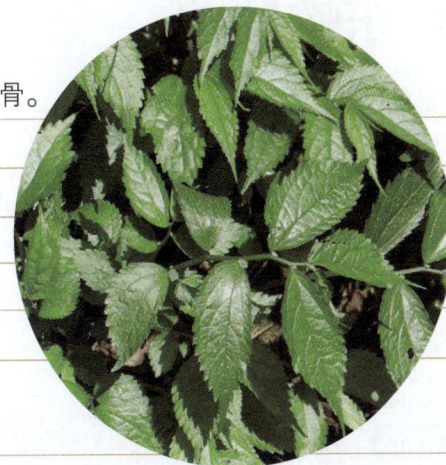

青皮木

别名	退骨王、香芙木、碎骨仔树。
科属	铁青树科、青皮木属。
学名	*Schoepfia jasminodora* Sieb.et Zucc.
药用	根。
性味	性凉,味甘、淡。
功能	清热利湿,消肿止痛。
主治	黄疸,风湿痹痛偏,跌打损伤,闪挫扭伤。

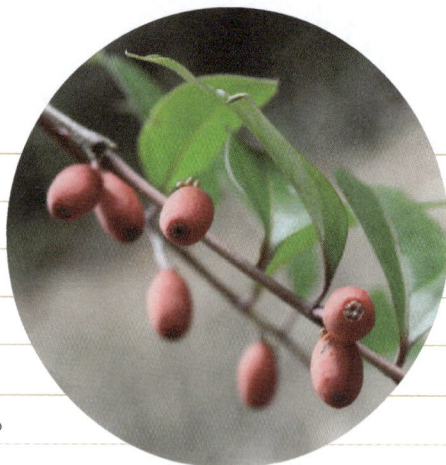

寄生藤

别名	上树酸藤、大叶酸藤。
科属	檀香科、寄生藤属。
学名	*Dendrotrophe frutescens*(Champ. ex Benth.)Danser.
药用	全株。
性味	性平,味微甘、苦、涩。
功能	疏风解热,除湿。
主治	流行性感冒,跌打损伤。

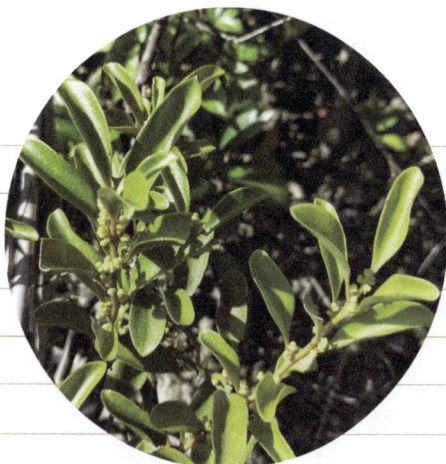

广东蛇葡萄

别名	粤蛇葡萄、无莿根。
科属	葡萄科、蛇葡萄属。
学名	*Ampelopsis cantoniensis*(Hook. & Arn.)Planch.
药用	全株。
性味	性寒,味微苦、涩。
功能	利肠通便。
主治	便秘。

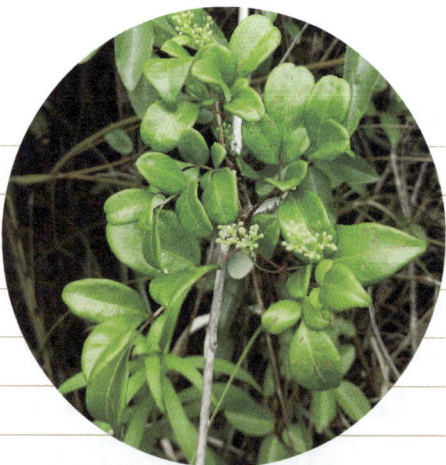

异叶地锦

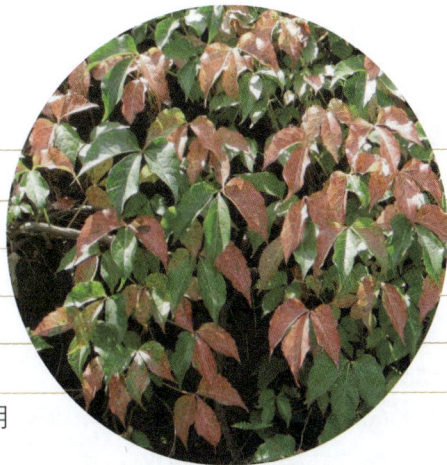

- **别名** 红葡萄藤、吊岩风。
- **科属** 葡萄科、地锦属。
- **学名** *Parthenocissus dalzielii* Gagnep.
- **药用** 根、茎。
- **性味** 性温，味酸、涩。
- **功能** 祛风活络，活血止痛。
- **主治** 风湿筋骨痛，赤白带下，产后腹痛。外用治骨折，跌打肿痛，疮疖。

沙田柚

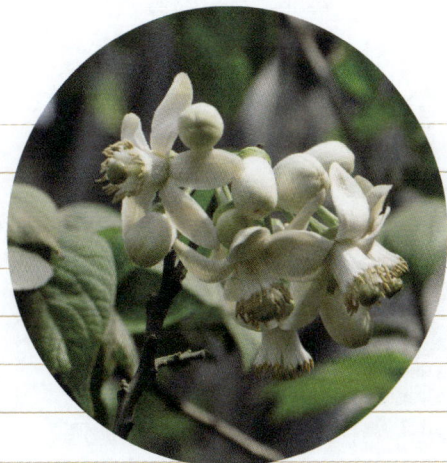

- **别名** 雷柚、柚子。
- **科属** 芸香科、柑橘属。
- **学名** *Citrus maxima*（Burm.）Merr. CV. Shatian Yu（Rutaceae）
- **药用** 果实。
- **性味** 性寒，味甘、酸。
- **功能** 消食，化痰，醒酒。
- **主治** 饮食积滞，食欲不振，醉酒。

黄 皮

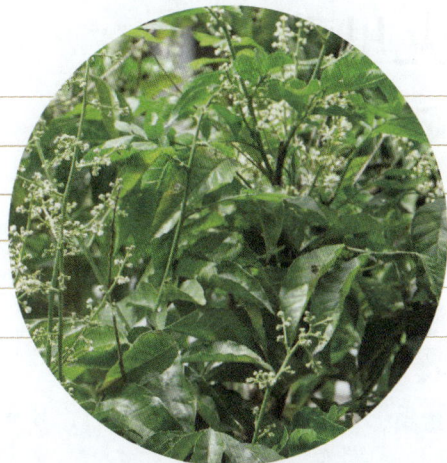

- **别名** 黄皮果、黄弹。
- **科属** 芸香科、黄皮属。
- **学名** *Clausena lansium*（Lour.）Skeels
- **药用** 根、叶、果皮、种子。
- **性味** 性平，味酸、微苦、辛，气香。
- **功能** 疏散解表，行气止痛。
- **主治** 根：气痛，疝痛。叶：伤风感冒，流感，疟疾。果皮：风肿，疳积，胸腹胀满。种子：疝气，蜈蚣咬伤和小儿头疮。

三桠苦

别名	三叉虎（大埔）、三支枪（五华）、三桠虎（广州）。
科属	芸香科、吴茱萸属。
学名	*Evodia lepta* （Spreng.）Merr.
药用	根、皮、叶。
性味	性寒，味苦。
功能	清热凉血，化湿解毒，消肿止痛。
主治	预防及治疗流脑，风湿性关节炎，腰腿痛，急性肠胃炎，皮肤湿疹，跌打损伤，毒蛇、毒虫咬伤。

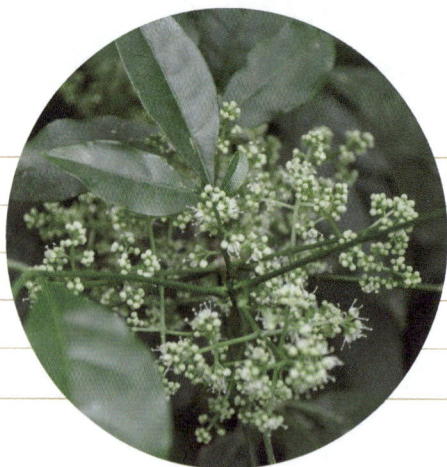

金　橘

别名	金枣、山橘。
科属	芸香科、金橘属。
学名	*Fortunella margarita* （Lour.）Swingle
药用	果实。
性味	性温，味辛、甘。
功能	理气解郁，化痰，醒酒。
主治	胸闷郁结，食滞，多痰。

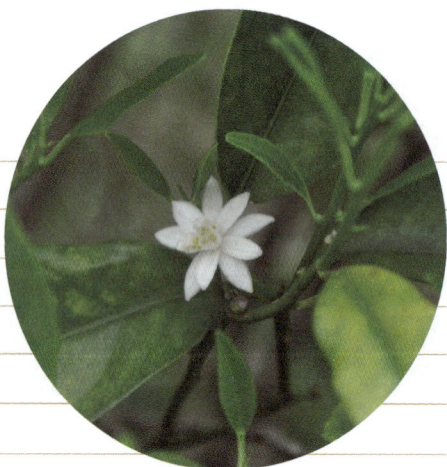

九里香

别名	石桂树、千里香。
科属	芸香科、九里香属。
学名	*Murraya exotica* L. Mant.
药用	叶。
性味	性温，味微苦、辛、麻舌。
功能	行气止痛，活血散瘀。
主治	心胃气痛，风湿骨痛，牙痛，跌打损伤，毒蛇咬伤。

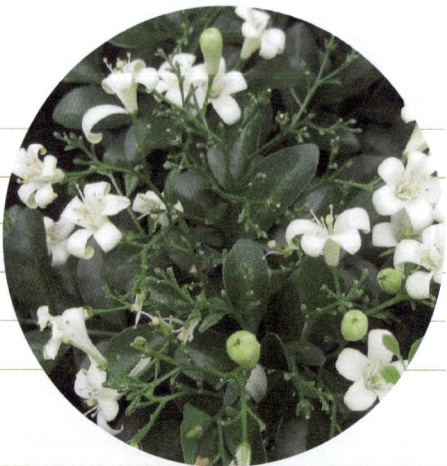

多花勾儿茶

别名	勾儿茶、牛儿藤。
科属	鼠李科、勾儿茶属。
学名	*Berchemia floribunda*（Wall.）Brongn.
药用	根、茎。
性味	性平，味微涩。
功能	祛风湿，活血通络，止咳化痰，健脾益气。
主治	风湿关节痛，腰痛，痛经，肺结核，小儿疳积，毒蛇咬伤，跌打损伤。

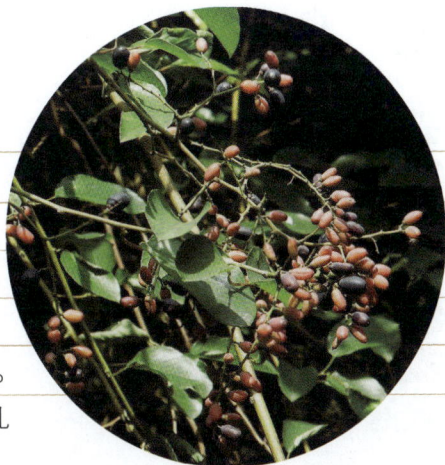

长叶冻绿

别名	黄药、冻绿、山绿篱。
科属	鼠李科、鼠李属。
学名	*Rhamnus crenata* Sieb. et Zucc.
药用	全株。
性味	性温，味辛。
功能	杀虫祛湿。
主治	疥疮。

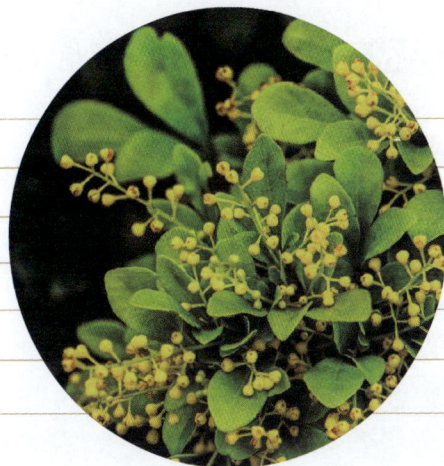

米仔兰

别名	碎米兰、米兰。
科属	楝科、米仔兰属。
学名	*Aglaia odorata* Lour.
药用	枝叶。
性味	性微温，味辛。
功能	祛风湿，散瘀肿。
主治	风湿关节痛，跌打损伤，痈疽肿毒。

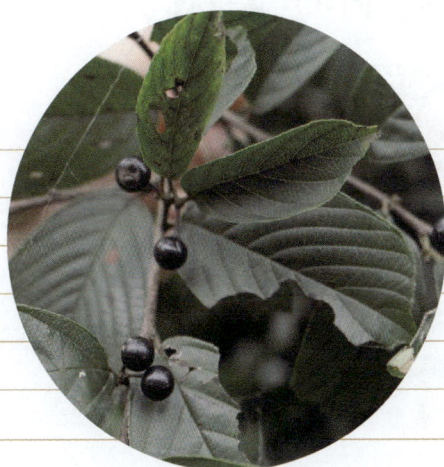

麻 楝

别名	阴麻树、白皮香椿。
科属	楝科、麻楝属。
学名	*Chukrasia tabularis* A. Juss.
药用	根皮。
性味	性寒,味苦。
功能	疏风清热。
主治	感冒发热。

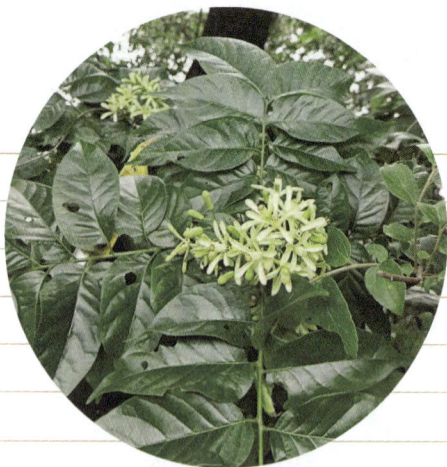

复羽叶栾树

别名	国庆树。
科属	无患子科、栾树属。
学名	*Koelreuteria bipinnata* Franch.
药用	根、根皮或花。
性味	味微苦、辛。
功能	疏风清热。
主治	咳嗽,蛔虫病。

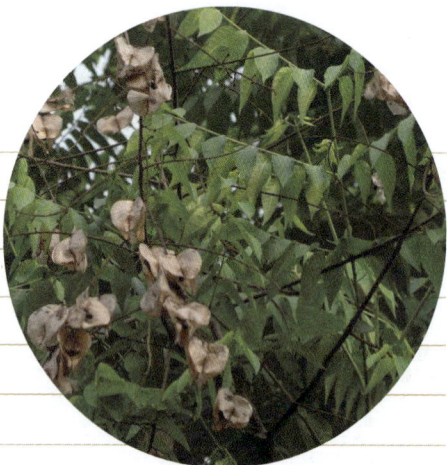

无患子

别名	油萝树、洗手果(五华),肥珠衹树(梅县、兴宁)。
科属	无患子科、无患子属。
学名	*Sapindus mukorossi* Gaertn.
药用	根。
性味	性凉,味苦。
功能	清热解毒,消滞化痰。
主治	感冒发热,咽喉肿痛,中耳炎,咳嗽,消化不良。

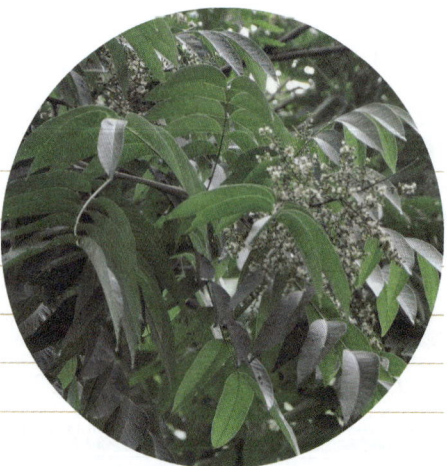

笔罗子

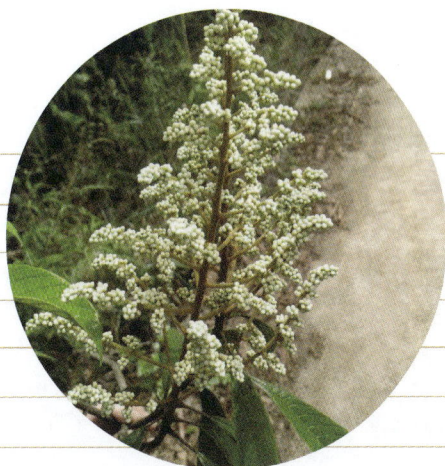

别名	野枇杷、粗糠柴。
科属	清风藤科、泡花树属。
学名	*Meliosma rigida* Sieb. et Zucc.
药用	果实。
性味	性平，味苦。
功能	解表，止咳，止痛。
主治	咳嗽，感冒。

锐尖山香圆

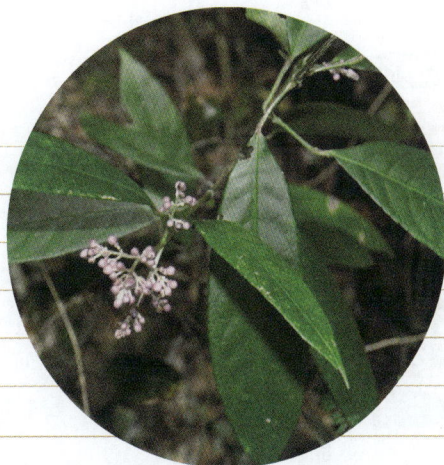

别名	两指剑、千打锤、七寸钉。
科属	省沽油科、山香圆属。
学名	*Turpinia arguta*（Lindl.）Seem.
药用	根、叶。
性味	性寒，味苦。
功能	活血止痛，解毒消肿。
主治	跌打损伤，脾脏肿大，乳蛾，疮疖肿毒。

杧 果

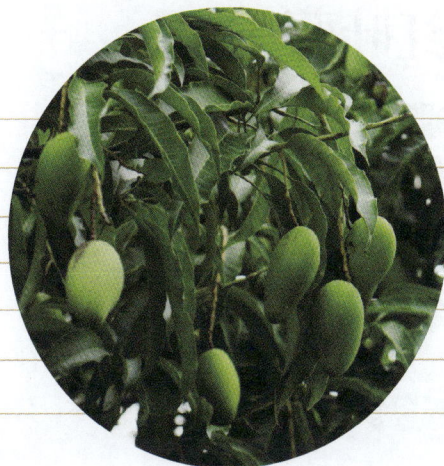

别名	莽果、望果。
科属	漆树科、杧果属。
学名	*Mangifera indica* L.
药用	果实。
性味	性微寒，味甘、酸。
功能	益胃，生津，止呕，止咳。
主治	咳嗽，食欲不振，睾丸炎，坏血病。

盐肤木

别名	盐霜柏、盐白木。
科属	漆树科、盐肤木属。
学名	*Rhus chinensis* Mill.
药用	根、叶。
性味	性凉，味咸。
功能	凉血降火，祛瘀生新。
主治	麻疹，感冒发热，咳嗽带血，跌打骨折。

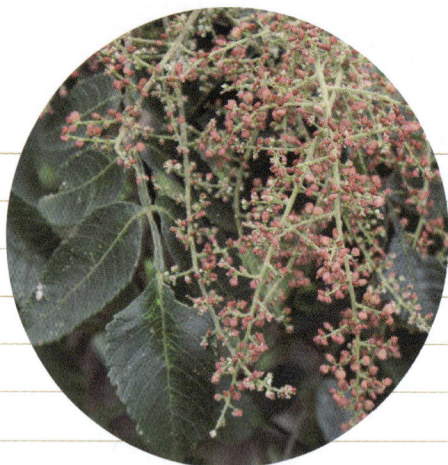

野　漆

别名	漆树、檫子树、漆木。
科属	漆树科、漆属。
学名	*Toxicodendron succedaneum*（L.）O. Kuntze. Rev. Gen
药用	根、叶、果。
性味	性平，味苦、涩。
功能	清热解毒，散瘀生肌，止血，杀虫。
主治	跌打骨折，湿疹疮毒，毒蛇咬伤，尿血，血崩，白带。

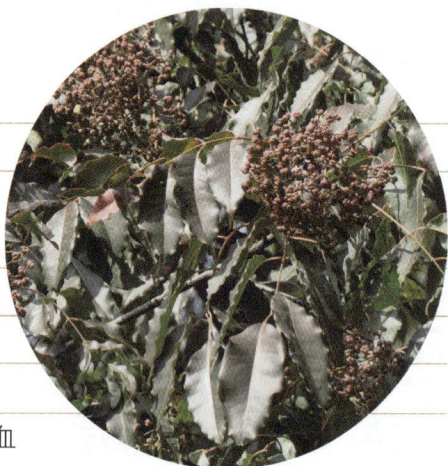

红叶藤

别名	红叶楸、牛见愁。
科属	牛栓藤科、红叶藤属。
学名	*Rourea minor*（Gaertn.）Alston
药用	根、叶。
性味	性微温，味甘、涩。
功能	止血止痛，活血通经，收敛生肌。
主治	风湿关节痛，跌打刀伤，月经不调，闭经。

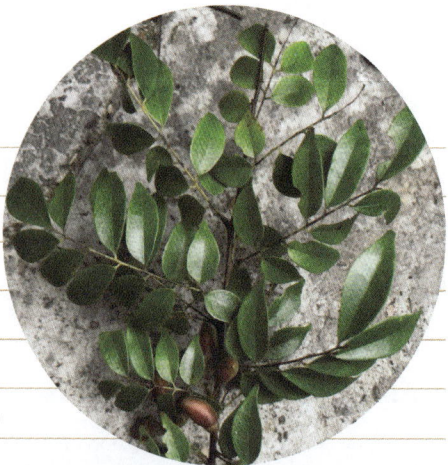

白 簕

别名	鹅掌簕、老虎簕、三加皮。
科属	五加科、五加属。
学名	*Acanthopanax trifoliatus*（Linn.）Merr.
药用	根皮。
性味	性平，味苦。
功能	清热疏风，凉血解毒，活血舒筋。
主治	肺热咳嗽，咯血，风湿性关节炎，牙痛，疮痈。

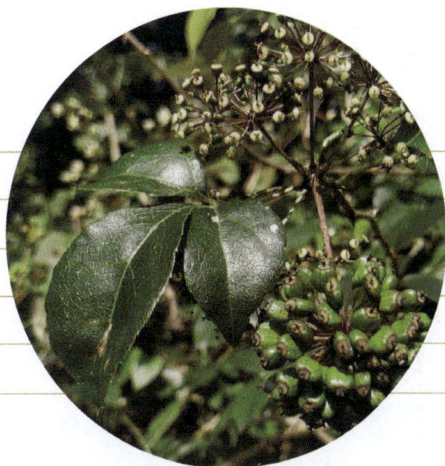

虎刺楤木

别名	老虎刺、鸟不踏。
科属	五加科、楤木属。
学名	*Aralia armata*（Wall.）Seem.
药用	根、根皮。
性味	性平，味微苦、辛。
功能	活血化瘀，祛风利湿。
主治	跌打损伤，风湿骨痛，肝炎，前列腺炎，胃痛，泄泻，痢疾，乳痈，疮疖，无名肿毒。

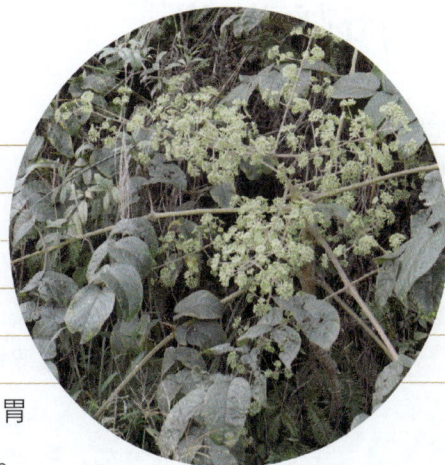

楤 木

别名	鹊不踏、鸟不企树（梅县）、百鸟不企（兴宁）。
科属	五加科、楤木属。
学名	*Aralia chinensis* Linn.
药用	根。
性味	性平，味甘、淡。
功能	清热解毒，散瘀消肿，祛风除湿。
主治	急性肝炎，咽喉炎，风湿性关节炎。

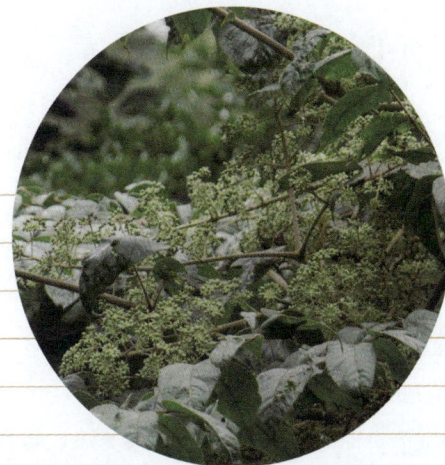

变叶树参

别名	枫荷梨。
科属	五加科、树参属。
学名	*Dendropanax proteus*（Champ.）Benth.
药用	根、茎或树皮。
性味	性温，味甘、辛。
功能	祛风除湿，活血消肿。
主治	风湿痹痛，偏瘫，头痛，月经不调，跌打损伤，疮肿。

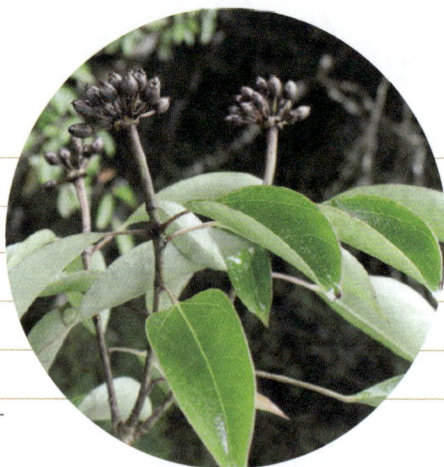

广西鹅掌柴

别名	七叶莲。
科属	五加科、鹅掌柴属。
学名	*Schefflera kwangsiensis* Merr. ex Li
药用	茎、叶。
性味	性温，味苦。
功能	舒筋活络，行气祛湿，散寒祛风，祛湿止泻。
主治	跌打损伤，骨折疼痛，寒湿瘀疼痛，风湿性关节炎。

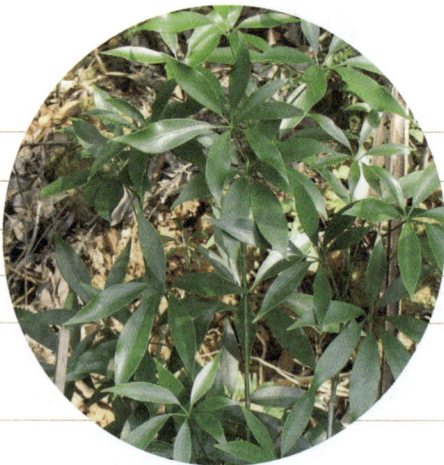

鹅掌柴

别名	鸭脚树（兴宁、蕉岭、大埔）。
科属	五加科、鹅掌柴属。
学名	*Schefflera octophylla*（Lour.）Harms
药用	全草。
性味	性寒，味苦。
功能	泻热，清暑，理劳。
主治	温病，暑热，疟疾寒热，骨蒸劳热，疥癣恶疮。

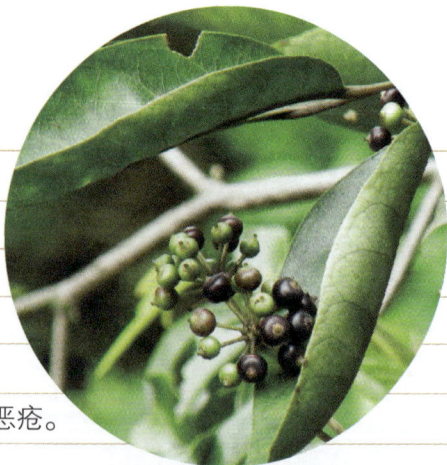

紫花前胡

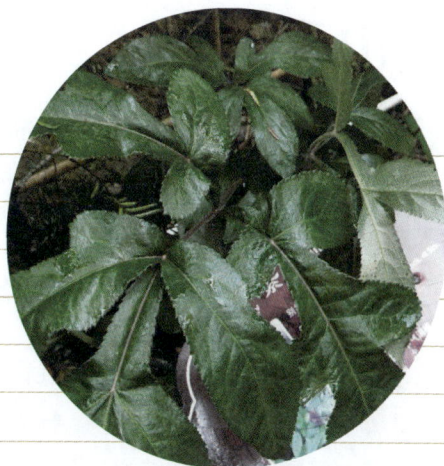

别名	土当归、山芫荽、鸭脚板。
科属	伞形科、当归属。
学名	*Angelica decursiva*（Miq.）Franch. et Sav.
药用	根。
性味	性微寒，味辛。
功能	疏风清热，下气消痰。
主治	痰稠咳喘，风热郁肺，咳痰不爽。

积雪草

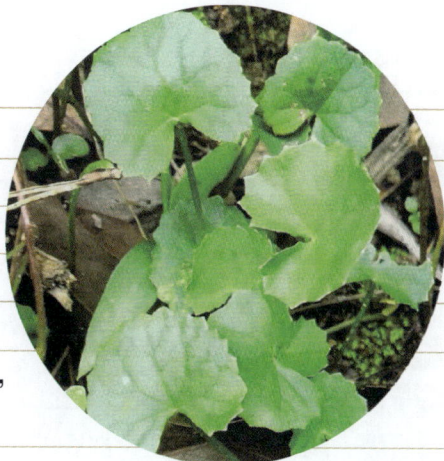

别名	崩大碗、马蹄草。
科属	伞形科、积雪草属。
学名	*Centella asiatica*（L.）Urban
药用	全草。
性味	性寒，味辛、苦。
功能	清热利湿，消肿解毒。
主治	湿热，中暑腹泻，砂淋血淋，痈肿疮毒，跌打损伤。

天胡荽

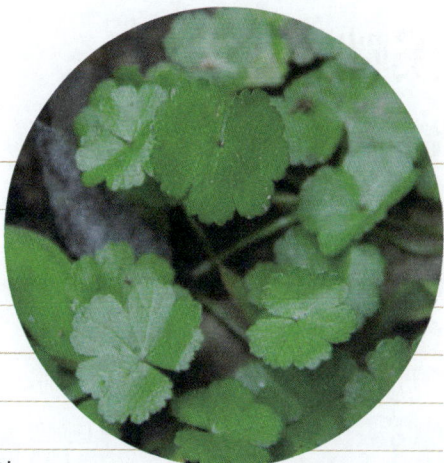

别名	鱼擦里（兴宁），细号鱼擦里（大埔、蕉岭），盆上芫茜（广州）。
科属	伞形科、天胡荽属。
学名	*Hydrocotyle sibthorpioides* Lam. Encycl. Meth. Bot
药用	全草。
性味	性平，味甘、淡。
功能	除痰止咳，清热利湿。
主治	急性肝炎，伤风感冒，痢疾湿疹，外伤瘀肿。

隔山香

别名	英雄草（丰顺、大埔），五爪金鸡（兴宁），要婆爪（平远），金鸡爪（广州）
科属	伞形科、山芹属。
学名	*Ostericum citriodorum*（Hance）Yuan et Shan
药用	根。
性味	性微凉，味辛、微苦，气香。
功能	疏风清热，活血散瘀，行气止痛，止咳除痰。
主治	风湿骨痛，心绞痛，胃痛，劳伤咳嗽吐血，跌打瘀肿，毒蛇咬伤，痢疾，肝炎，中耳炎，闭经。

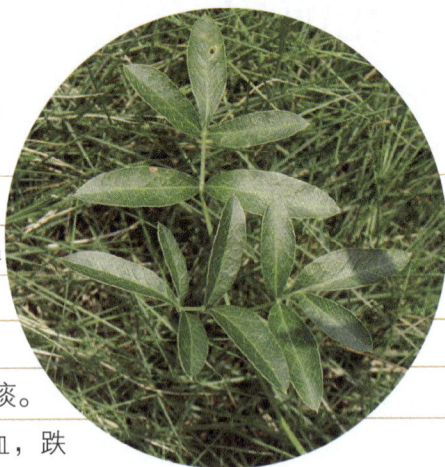

锦绣杜鹃

别名	比利时杜鹃、毛杜鹃。
科属	杜鹃花科、杜鹃属。
学名	*Rhododendron pulchrum* Sweet
药用	根。
性味	性微温，味酸、涩。
功能	祛风湿，活血祛瘀，止血。
主治	风湿性关节炎，跌打损伤，闭经。外用治外伤出血。

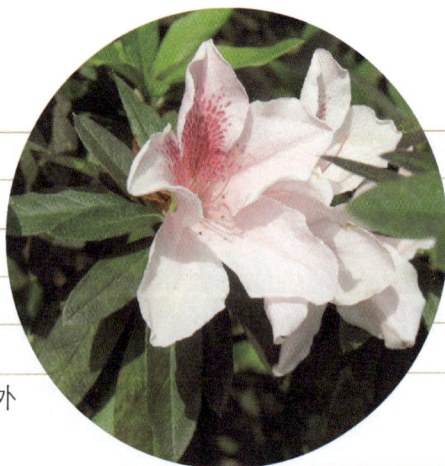

溪畔杜鹃

别名	贵州杜鹃。
科属	杜鹃花科、杜鹃属。
学名	*Rhododendron rivulare* Hand.-Mazz.
药用	根。
性味	性微温，味酸、涩。
功能	祛风湿，活血祛瘀，止血。
主治	风湿性关节炎，跌打损伤，闭经。外用治外伤出血。

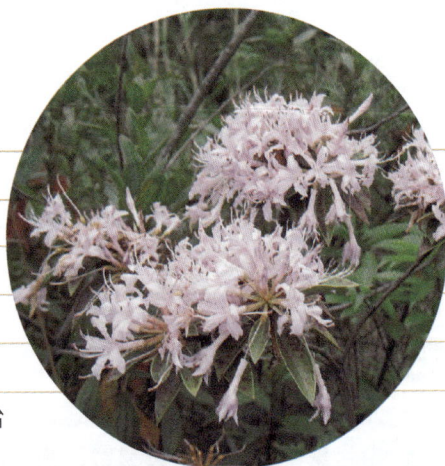

柿

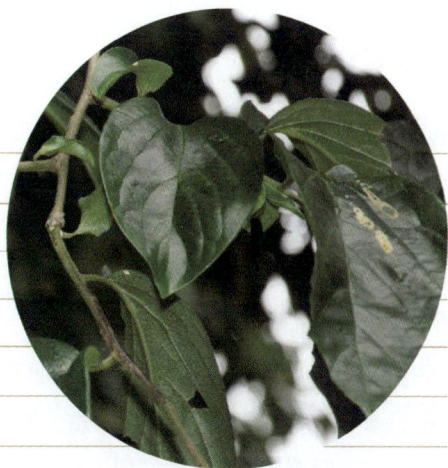

别名	朱果、猴枣。
科属	柿科、柿属。
学名	*Diospyros kaki* Thunb.
药用	根、叶、花、果实。
性味	性平、寒、凉，味甘、涩、苦。
功能	降逆下气，清热，润肺，止渴。
主治	肺热燥咳，咽干喉痛，口舌生疮。

罗浮柿

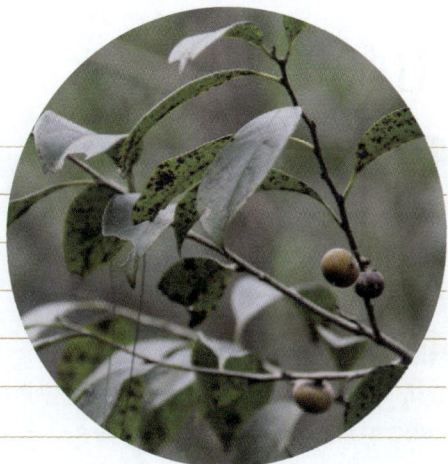

别名	牛古柿、山棕树。
科属	柿科、柿属。
学名	*Diospyros morrisiana* Hance
药用	叶、茎皮和果实。
性味	性凉，味苦、涩。
功能	解毒消炎，收敛止泻。
主治	食物中毒，腹泻，痢疾，水火烫伤。

乌 材

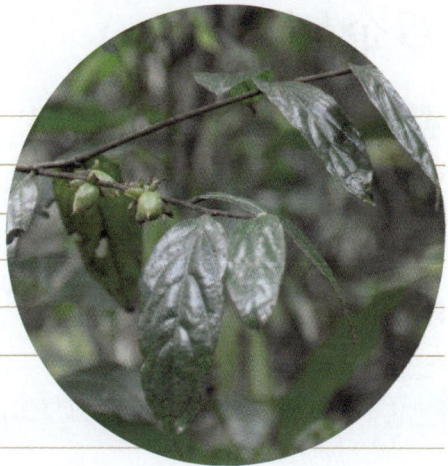

别名	乌木、乌眉。
科属	柿科、柿属。
学名	*Diospyros eriantha* Champ. ex Benth.
药用	叶、茎皮和果实。
性味	性凉，味苦、涩。
功能	祛风，除湿，散寒。
主治	杀虫，疗金疮，烧伤感染，可长肉止痛。治狗啮疮，断下痢。

虎舌红

别名	老虎舌（大埔）、红毛番（蕉岭）、红毛针。
科属	紫金牛科、紫金牛属。
学名	*Ardisia mamillata* Hance
药用	全草。
性味	性凉，味淡、涩、微甘。
功能	清热利湿，凉血止血，活血散瘀，消肿拔毒。
主治	痢疾，黄疸，风湿骨痛，肺病咯血，肝炎，胆囊炎。

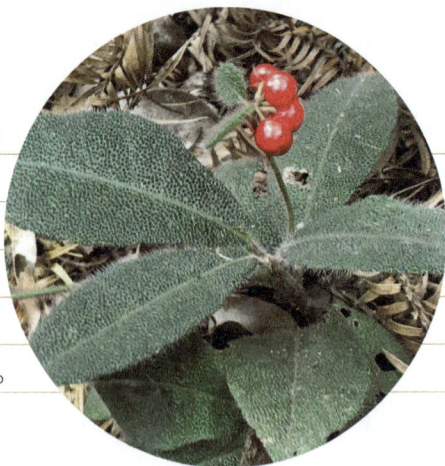

山血丹

别名	细罗伞树、小罗伞。
科属	紫金牛科、紫金牛属。
学名	*Ardisia punctata* Lindl.
药用	根或全株。
性味	性温，味苦、辛。
功能	祛风湿，活血调经，消肿止痛。
主治	闭经，痛经，风湿痹痛，跌打损伤。

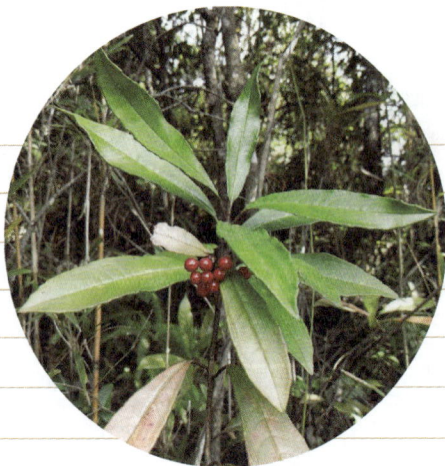

罗伞树

别名	高脚罗伞。
科属	紫金牛科、紫金牛属。
学名	*Ardisia quinquegona* Bl.
药用	根、叶。
性味	性凉，味苦、辛。
功能	清咽消肿，散瘀止痛。
主治	咽喉肿痛，风湿，跌打损伤，疔肿。

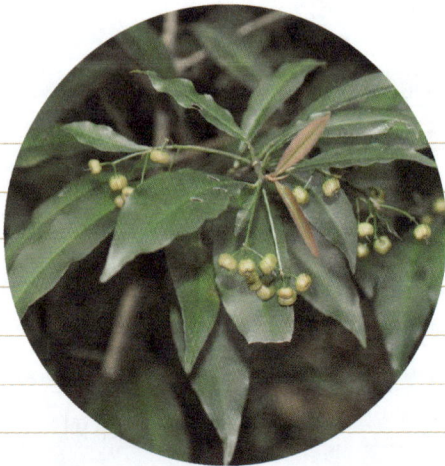

鲫鱼胆

别名	狗肚皮、牛屎木、黄茶。
科属	紫金牛科、杜茎山属。
学名	*Maesa perlarius*（Lour.）Merr.
药用	全株。
性味	性平，味苦。
功能	接骨消肿，去腐生肌。
主治	跌打骨折，刀伤，疔疮肿疡。

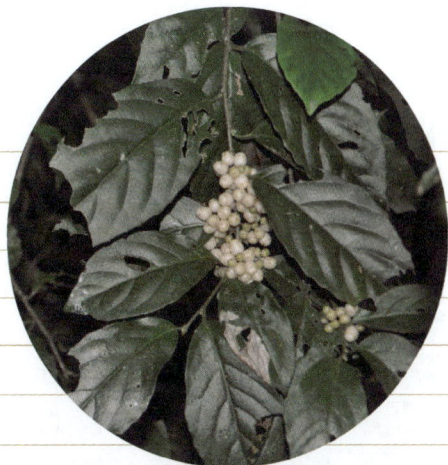

白花龙

别名	白龙条、梦童子。
科属	安息香科、安息香属。
学名	*Styrax faberi* Perk.
药用	树脂。
性味	性平，味辛、苦。
功能	开窍清神，行气活血，止痛。
主治	中风痰厥，气郁暴厥，心腹疼痛，产后血晕，小儿惊风。

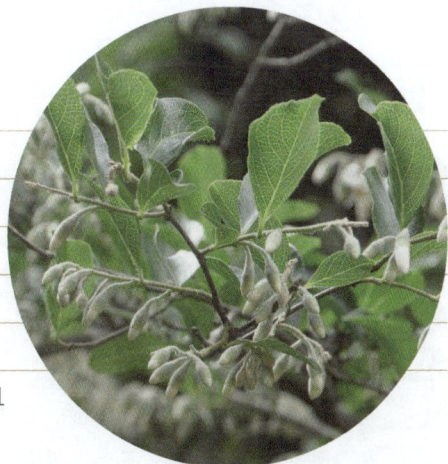

白背枫

别名	驳骨丹、狭叶醉鱼草、山埔姜。
科属	马钱科、醉鱼草属。
学名	*Buddleja asiatica* Lour.
药用	全草。
性味	性温，味苦、辛。
功能	祛风利湿，行气活血。
主治	妇女产后头风痛、胃寒作痛，风湿性关节痛，跌打损伤，骨折。外用治皮肤湿痒、阴囊湿疹、无名肿毒。

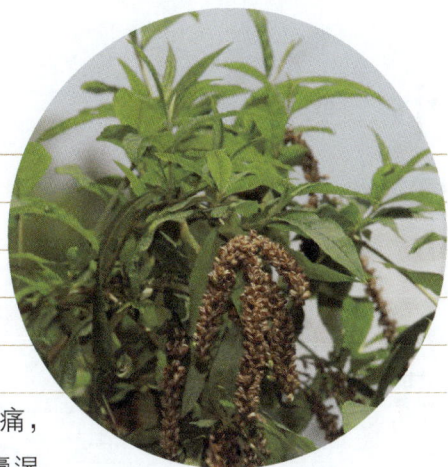

钩　吻

别名	大茶药、断肠草。
科属	马钱科、钩吻属。
学名	*Gelsemium elegans*（Gardn. & Champ.）Benth.
药用	根、叶。
性味	性温，味苦、辛，有剧毒。
功能	祛风攻毒，散结消肿，止痛。
主治	疔疮肿痛，疥癣，跌打瘀痛。

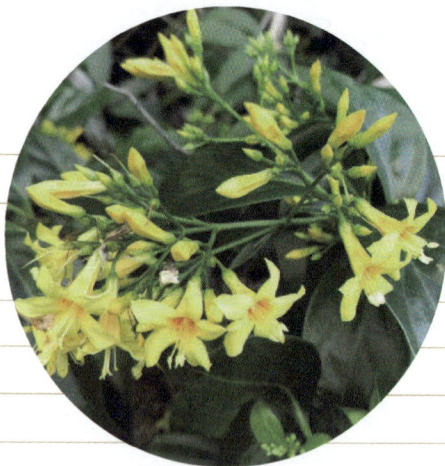

茉莉花

别名	茉莉。
科属	木犀科、素馨属。
学名	*Jasminum sambac*〔L.〕Ait. Hort. Kew
药用	花、根、叶。
性味	性凉，味辛。
功能	花、叶：解表清热。根：消肿止痛。
主治	风热感冒，消化不良，腹胀，热泄，眼赤肿痛。根外治跌打损伤。

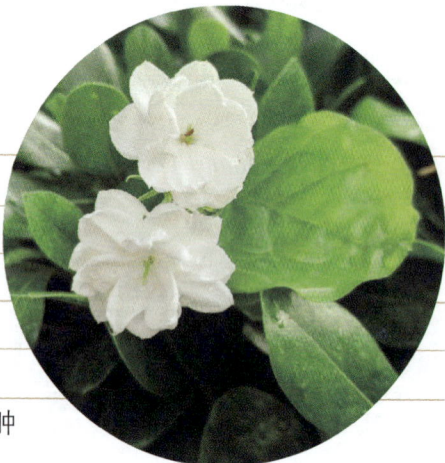

小　蜡

别名	墙树、山指甲。
科属	木犀科、女贞属。
学名	*Ligustrum sinense* Lour.
药用	叶、根。
性味	性凉，味辛、微苦涩。
功能	清热解毒，祛瘀止痛。
主治	感冒，跌打损伤，疮疡肿痛。

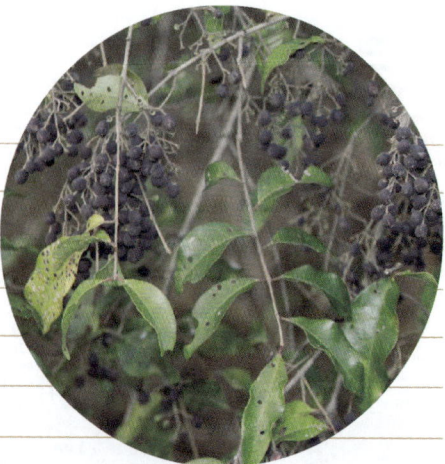

木　犀

别名	四季桂、八月桂、桂花。
科属	木犀科、木犀属。
学名	*Osmanthus fragrans* (Thunb.) Lour.
药用	花。
性味	性温，味辛。
功能	化痰，散瘀。
主治	咳喘，肠风，牙痛。

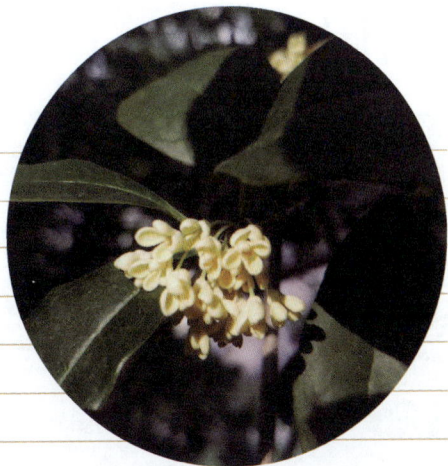

链珠藤

别名	满山香、春根藤（大埔）、瓜子藤。
科属	夹竹桃科、链珠藤属。
学名	*Alyxia sinensis* Champ. ex Benth.
药用	全株。
性味	性温，味辛、微苦，根有小毒。
功能	清热镇痛，消痈解毒。
主治	风火，齿痛，风湿性关节痛，胃痛，跌打损伤。

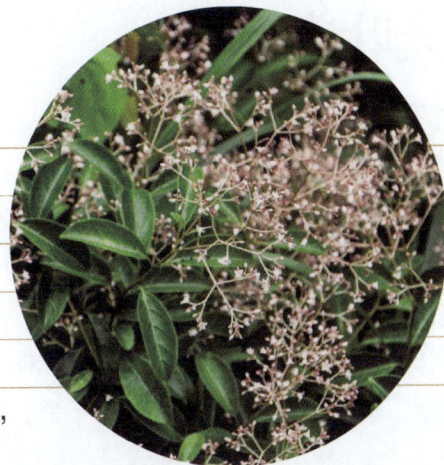

酸叶胶藤

别名	细叶榕藤、红背酸藤。
科属	夹竹桃科、花皮胶藤属。
学名	*Ecdysanthera rosea* Hook. et Arn.
药用	全株。
性味	性凉，味酸、微涩。
功能	利尿消肿，止痛。
主治	咽喉肿痛，慢性肾炎，肠炎，风湿骨痛，跌打瘀肿。

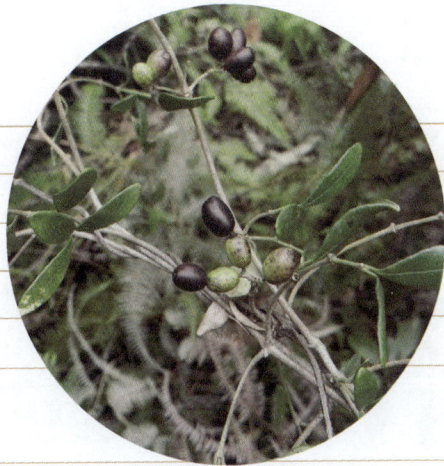

尖山橙

别名	竹藤、藤皮黄、鸡腿果。
科属	夹竹桃科、山橙属。
学名	*Melodinus fusiformis* Champ. ex Benth.
药用	全株。
性味	性平，味苦、辛。
功能	祛风湿，活血。
主治	风湿痹痛，跌打损伤。

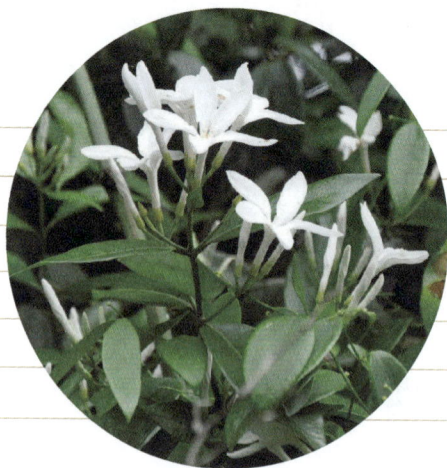

络 石

别名	墙邦子、络石藤、白花藤。
科属	夹竹桃科、络石属。
学名	*Trachelospermum jasminoides*（Lindl.）Lem.
药用	全草。
性味	性微温，味苦、涩。
功能	舒筋络，通关节。
主治	风湿性关节炎，喉痛，疔肿，跌打损伤。

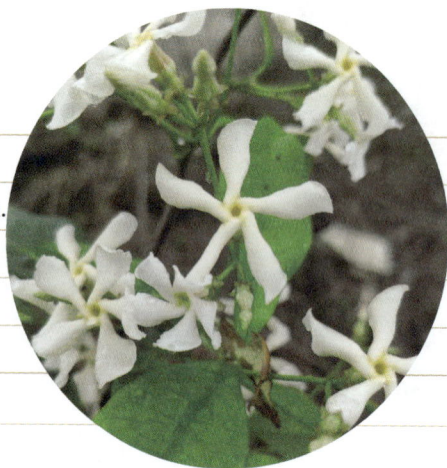

光叶山矾

别名	无。
科属	山矾科、山矾属。
学名	*Symplocos lancifolia* Sieb. et Zucc.
药用	全株。
性味	性平，味甘。
功能	和肝健脾，养血止血，导滞。
主治	肝胃不和引起的脘腹不舒，吞酸嘈杂，中脘腹痛，两胁胀满。

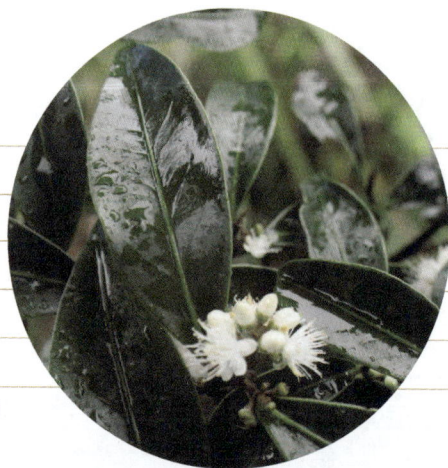

白　檀

别名	野荞面根、乌子树。
科属	山矾科、山矾属。
学名	*Symplocos paniculata*〔Thunb.〕Miq.
药用	全株。
性味	性微寒，味苦、涩。
功能	消炎软坚，调气。
主治	乳腺炎，淋巴腺炎，疝气，肠痈，胃癌，疮疖。

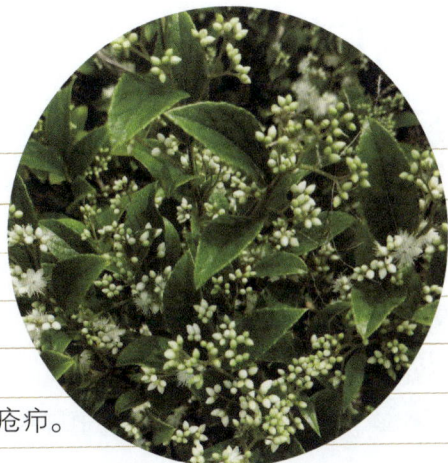

水团花

别名	假杨梅、水杨梅。
科属	茜草科、水团花属。
学名	*Adina pilulifera*〔Lam.〕Franch. ex Drake
药用	根、叶、花、果。
性味	性凉，味微苦、涩。
功能	清热解毒，消肿止痛。
主治	感冒发热，咽喉肿痛，上呼吸道炎，急性肠胃炎，风火牙痛。茎叶外治跌打损伤。

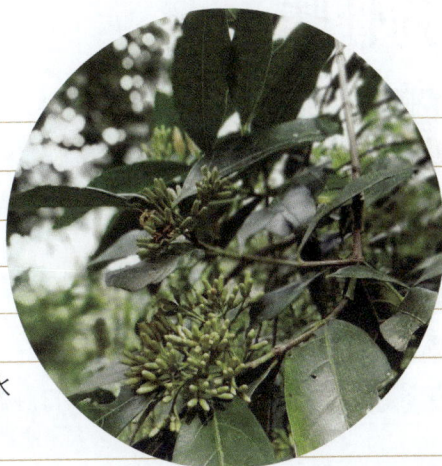

茜　树

别名	山黄皮、野黄皮。
科属	茜草科、茜树属。
学名	*Aidia cochinchinensis* Lour.
药用	根、叶、皮。
性味	性温，味苦、辛。
功能	疏风清热，利湿解毒，截疟。
主治	感冒发热，咳嗽气喘。腹泻痢疾，风湿水肿，尿路感染。湿疹，疥癣，疖，蛇伤。

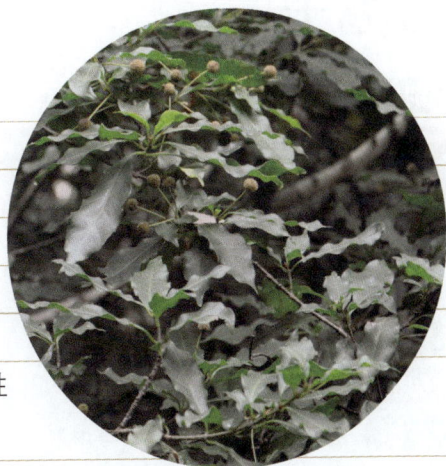

丰花草

别名	假蛇舌草、波利亚草。
科属	茜草科、丰花草属。
学名	*Borreria stricta*（L.f.）G. Mey.
药用	全草。
性味	性凉，味苦。
功能	活血祛瘀，消肿解毒。
主治	跌打损伤，骨折，痈疽肿毒，毒蛇咬伤。

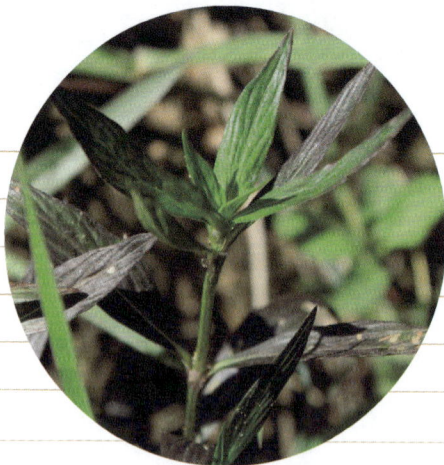

流苏子

别名	上树逼、牛老药藤。
科属	茜草科、流苏子属。
学名	*Coptosapelta diffusa*（Champ. ex Benth.）Van Steenis
药用	根、茎。
性味	性凉，味辛、苦。
功能	祛风除湿，止痒。
主治	皮炎，湿疹瘙痒，荨麻疹，风湿痹痛，疮疥。

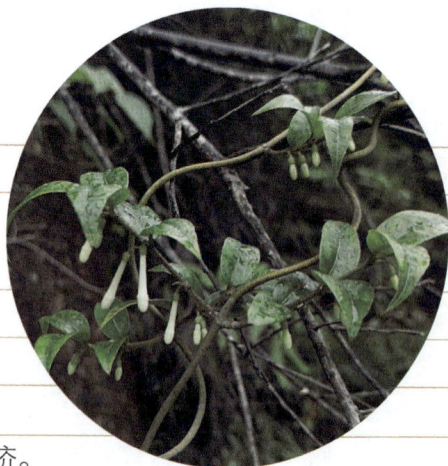

狗骨柴

别名	白鸡金、青凿树、狗骨子。
科属	茜草科、狗骨柴属。
学名	*Diplospora dubia*（Lindl.）Masam.
药用	根。
性味	性寒，味苦、辛。
功能	清热解毒，消肿散结。
主治	瘰疬，背痈，头疖，跌打肿痛。

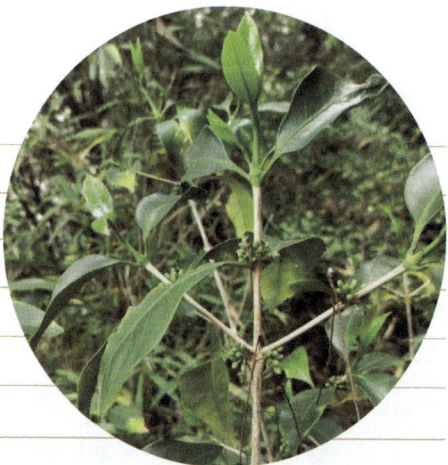

栀 子

别名	山栀、黄栀子。
科属	茜草科、栀子属。
学名	*Gardenia jasminoides* Ellis
药用	根、叶、果。
性味	性寒，味苦。
功能	清热解毒，凉血泻火。
主治	黄疸型肝炎，蚕豆黄，感冒高热，菌痢，肾炎水肿，鼻衄，口舌生疮，疮疡肿毒。

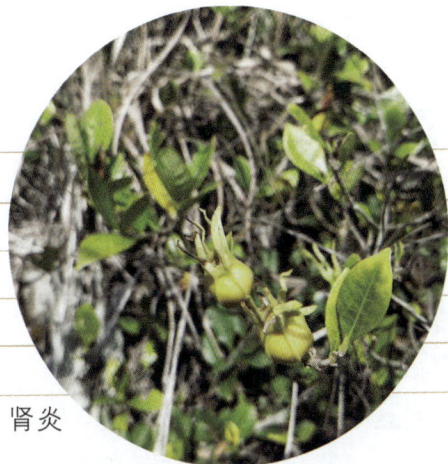

白花蛇舌草

别名	蛇舌草。
科属	茜草科、耳草属。
学名	*Hedyotis diffusa* Willd
药用	全草。
性味	性凉，味甘、淡。
功能	清热解毒，活血祛瘀，利水祛湿。
主治	急性肠胃炎，肝炎，扁桃体炎，肺热咳嗽，泌尿性感染，癌症（有抑制作用）。外治皮肤疮疡肿痛，蛇咬伤。

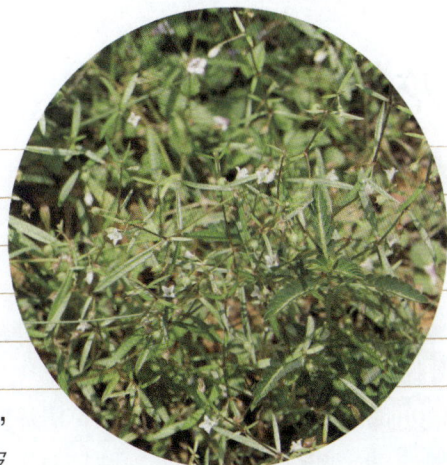

牛白藤

别名	大叶阿婆巢、肉射藤、大叶龙胆草。
科属	茜草科、耳草属。
学名	*Hedyotis hedyotidea*（DC.）Merr.
药用	根、茎、叶。
性味	性凉，味甘、淡。
功能	清热利湿，凉血解毒，行气止痛。
主治	肺热咳嗽，肠炎，胃炎，风湿骨痛，乳腺炎，疮疖湿毒，痔疮出血，皮肤湿疹。

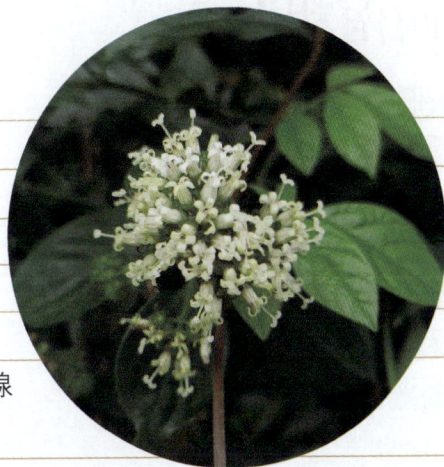

细梗耳草

别名	鲫鱼胆草、节节花。
科属	茜草科、耳草属。
学名	*Hedyotis tenuipes* Hemsl.
药用	全草。
性味	性凉，味苦。
功能	清热解毒，凉血消肿。
主治	感冒发热，肺热咳嗽，喉痛，急性结膜炎，肠炎，痢疾。外用治蛇咬伤，跌打损伤，湿疹。

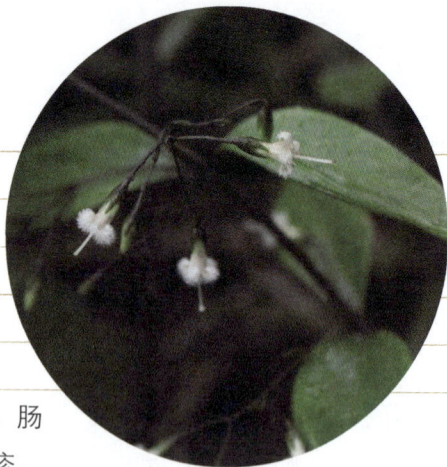

龙船花

别名	五月花、山丹。
科属	茜草科、龙船花属。
学名	*Ixora chinensis* Lam. Encycl.
药用	根、茎、叶、花。
性味	性凉，味甘、淡。
功能	活血散瘀，行气止痛，清热解毒。
主治	肺热咳嗽，咯血，跌打损伤，风湿肿痛，胃痛。

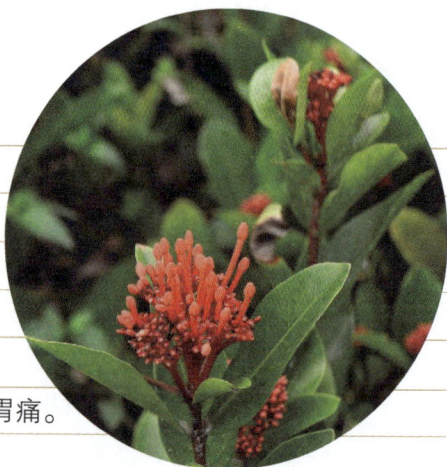

西南粗叶木

别名	蒙自鸡屎树。
科属	茜草科、粗叶木属。
学名	*Lasianthus henryi* Hutchins.
药用	茎、根。
性味	性平，味甘、涩。
功能	祛风胜湿，活血止痛。
主治	风寒湿痹，筋骨疼痛。

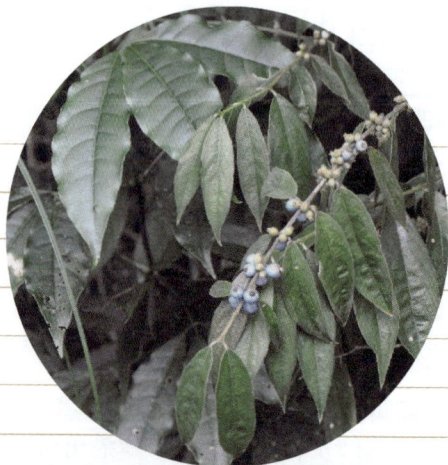

羊角藤

别名	巴戟、白面麻、红头根。
科属	茜草科、巴戟天属。
学名	*Morinda umbellata* L. subsp. *obovata* Y. Z. Ruan
药用	根或根皮。
性味	性温，味辛、甘。
功能	祛风除湿，补肾止血。
主治	风湿性关节痛，肾虚腰痛，阳痿，胃痛。

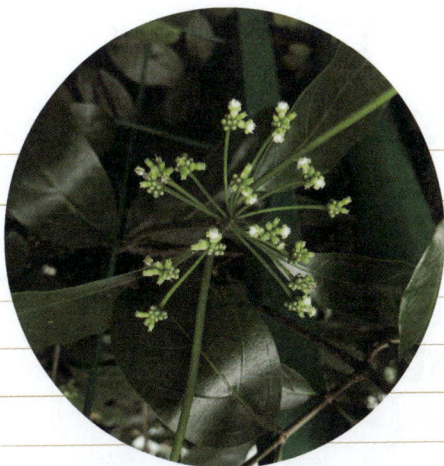

玉叶金花

别名	大叶藤、山甘草、山豆豉。
科属	茜草科、玉叶金花属。
学名	*Mussaenda pubescens* Ait. f.
药用	藤叶。
性味	性凉，味甘、淡。
功能	解暑利湿，凉血解毒。
主治	流感，感冒中暑，肺热，喉痛，肾炎水肿，肠炎腹泻，大茶药中毒，蛇咬伤。

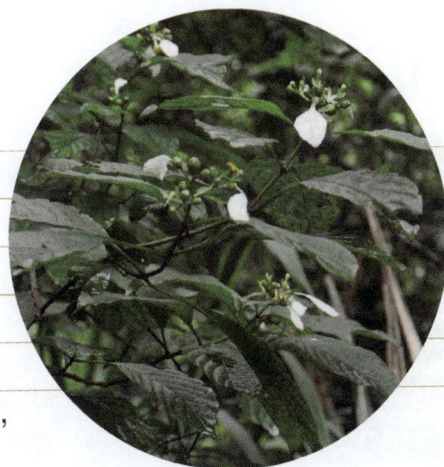

短小蛇根草

别名	流氓草、蛇足草。
科属	茜草科、蛇根草属。
学名	*Ophiorrhiza pumila* Champ. ex Benth.
药用	全草。
性味	性寒，味苦。
功能	清热解毒，凉血平肝。
主治	胆囊炎，高热，百日咳，肺炎，尿道炎，口腔炎，牙痛，结膜炎，外伤感染，痈肿疮疖，毒蛇咬伤。

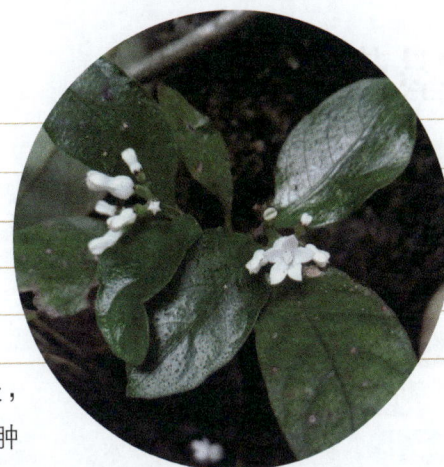

鸡矢藤

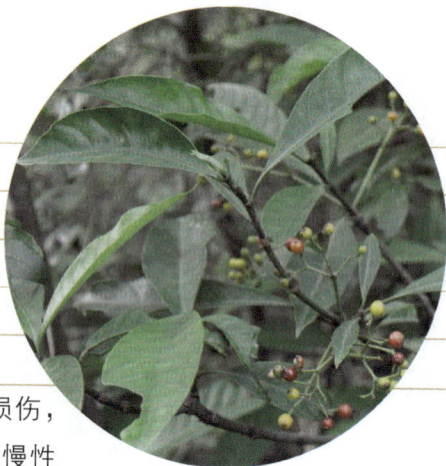

别名	臭屁藤（蕉岭）、细号臭屁藤（大埔）、鸡屎藤。
科属	茜草科、鸡矢藤属。
学名	*Paederia scandens*（Lour.）Merr.
药用	全草。
性味	性平，味淡，气臭。
功能	祛瘀止咳，化滞消积。
主治	咳嗽，百日咳，支气管炎，小儿疳积，风火牙痛。外治疮疡肿毒。

九　节

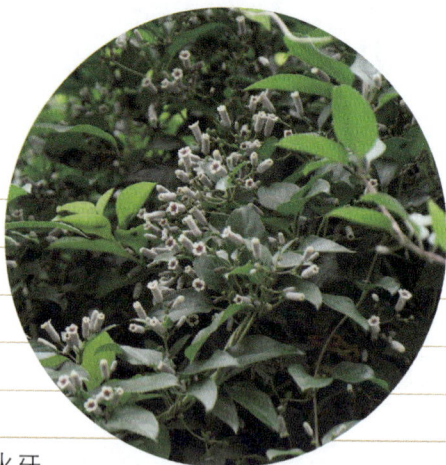

别名	山大雁、山大岸、皮绑树。
科属	茜草科、九节属。
学名	*Psychotria rubra*（Lour.）Poir.
药用	根、叶。
性味	性凉，味苦。
功能	清热解毒，祛风利湿，祛瘀止痛。
主治	白喉，疟疾，口腔炎，腰肌劳损，跌打损伤，骨折，毒蛇咬伤，疮疡肿毒，久不收口的慢性溃疡。

墨苜蓿

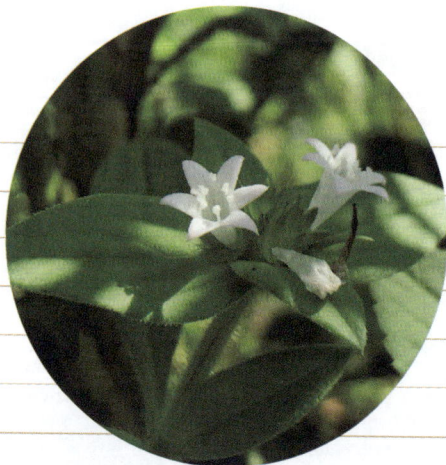

别名	无。
科属	茜草科、墨苜蓿属。
学名	*Richardia scabra* Linn.
药用	根。
性味	性寒，味辛、苦。
功能	闻可催吐。
主治	食物中毒，胸腹积水。

六月雪

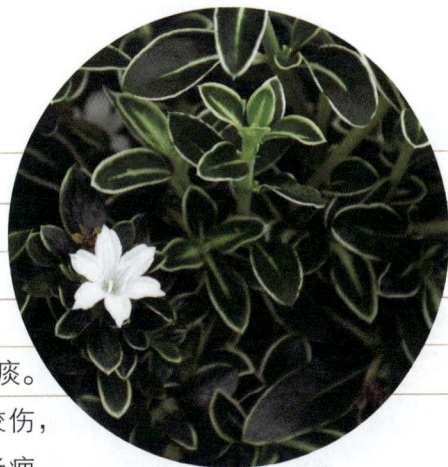

别名	碎叶冬青。
科属	茜草科、白马骨属。
学名	*Serissa japonica*（Thunb.）Thunb.
药用	根、茎、叶。
性味	性凉，味淡、微辛。
功能	舒肝解郁，清热利湿，消肿拔毒，止咳化痰。
主治	急性肝炎，风湿腰腿痛，痈肿恶疮，蛇咬伤，脾虚泄泻，小儿疳积，带下病，目翳，肠痈，狂犬病。

白马骨

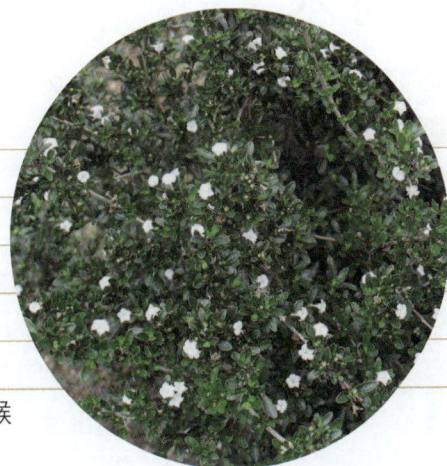

别名	路边金。
科属	茜草科、白马骨属。
学名	*Serissa serissoides*（DC.）Druce
药用	根、茎、叶。
性味	性凉，味苦、辛。
功能	祛风利湿，清热解毒。
主治	风湿腰腿痛，痢疾，水肿，目赤肿痛，喉痛，齿痛，妇女白带，痈疽，瘰疬。

白花苦灯笼

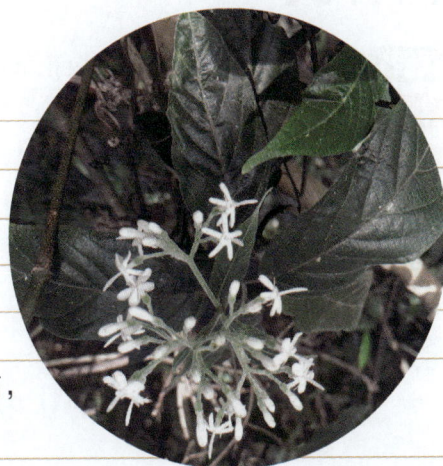

别名	密毛乌口树、小肠枫。
科属	茜草科、乌口树属。
学名	*Tarenna mollissima*（Hook. et Arn.）Rob.
药用	根、叶。
性味	性凉，味微苦。
功能	清热解毒，消肿止痛。
主治	肺结核咯血，感冒发热，咳嗽，热性胃痛，急性扁桃体炎。

忍 冬

别名	金银花、二宝花。
科属	忍冬科、忍冬属。
学名	*Lonicera japonica* Thunb.
药用	花、茎、叶。
性味	性寒，味苦。
功能	清热燥湿，凉血解毒。
主治	感冒咳嗽，咽喉肿痛，腮腺炎，急性肠胃炎，菌痢，麻疹，便血，目疾暴肿，痈肿湿痒。

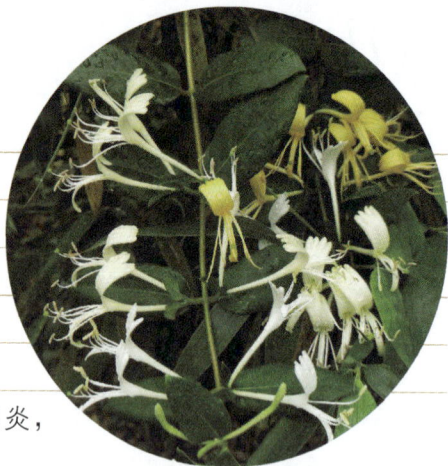

接骨木

别名	木蒴藋、续骨草、九节风。
科属	忍冬科、接骨木属。
学名	*Sambucus williamsii* Hance
药用	茎枝。
性味	性平，味苦、甘。
功能	祛风利湿，活血，止血。
主治	骨折，跌打损伤，风湿性关节炎，痛风，急慢性肾炎。外用治创伤出血。

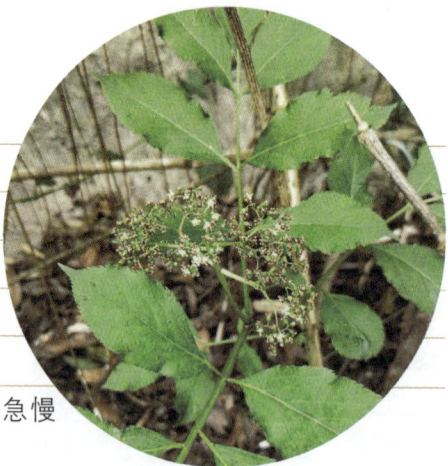

藿香蓟

别名	胜红蓟、白花臭草、白花草。
科属	菊科、藿香蓟属。
学名	*Ageratum conyzoides* L.
药用	全草。
性味	性凉，味辛、微苦。
功能	清热，止痛止血，排石。
主治	上呼吸道感染，扁桃体炎，咽喉炎，急性肠胃炎，胃痛，膀胱炎，湿疹，下肢溃疡，外伤出血。

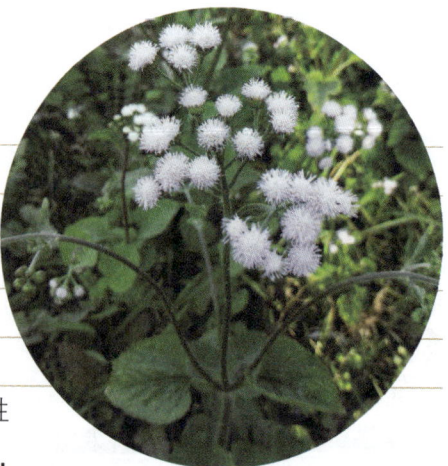

艾

别名	香艾、艾蒿、艾草。
科属	菊科、蒿属。
学名	*Artemisia argyi* Levl. et Van.
药用	全草。
性味	性温，味辛、微苦，气香。
功能	调经，安胎，行气，止血。
主治	月经不调，胎动胎漏，感冒寒热。

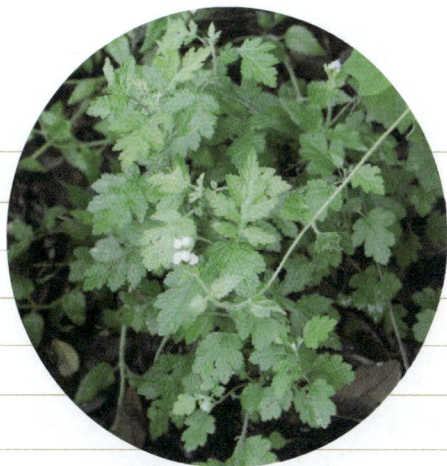

青 蒿

别名	臭蒿、鱼花草。
科属	菊科、蒿属。
学名	*Artemisia carvifolia* Buch. –Ham. ex Roxb. Hort. Beng.
药用	全草。
性味	性寒，味苦。
功能	泻热，清暑，理劳。
主治	温病，暑热，疟疾寒热，骨蒸劳热，疥痒恶疮。

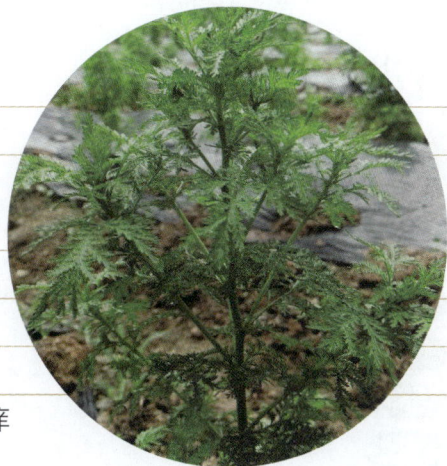

白苞蒿

别名	甜菜、珍珠菜、五指艾。
科属	菊科、蒿属。
学名	*Artemisia lactiflora* Wall. ex DC.
药用	全草。
性味	性凉，味甘、淡、微苦。
功能	凉血解毒，祛瘀明目。
主治	目赤痛，皮肤湿毒，疮疡肿毒，月经不调，闭经。

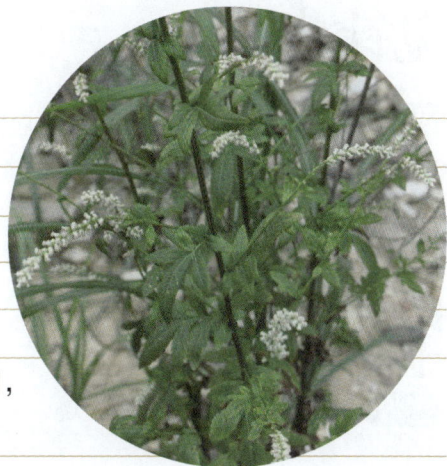

三脉紫菀

别名	田菊、红马兰。
科属	菊科、紫菀属。
学名	*Aster ageratoides* Turcz.
药用	全草。
性味	性凉，味微苦、甘。
功能	清热利水，解毒止血。
主治	感冒暑热，咽喉肿痛，急性肝炎，小便不利，鼻衄吐血，热毒疮疖。

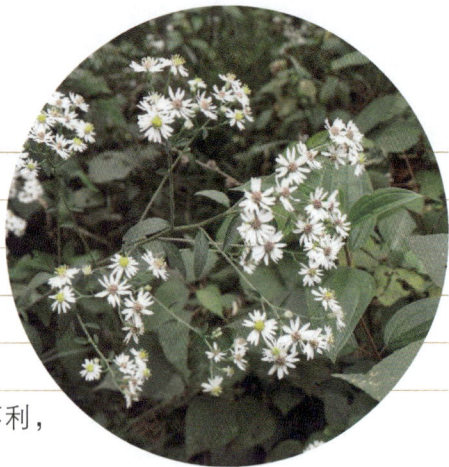

钻叶紫菀

别名	剪刀菜、白菊花、土柴胡。
科属	菊科、紫菀属。
学名	*Aster subulatus* Michx.
药用	全草。
性味	性凉，味苦、酸。
功能	清热解毒。
主治	痈肿，湿疹。

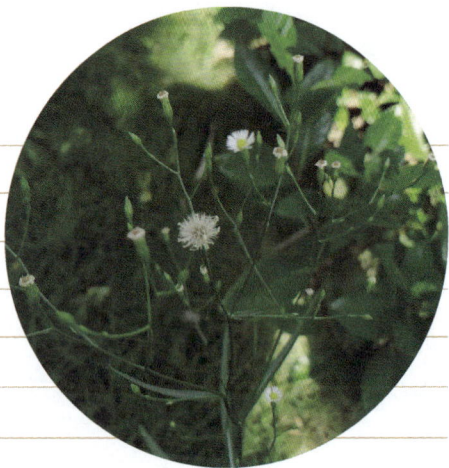

鬼针草

别名	老蟹夹、一包针、三叶鬼针草。
科属	菊科、鬼针草属。
学名	*Bidens pilosa* L.
药用	全草。
性味	性凉，味甘、淡。
功能	清热解毒，散瘀活血。
主治	流感，感冒，腹泻痢疾。

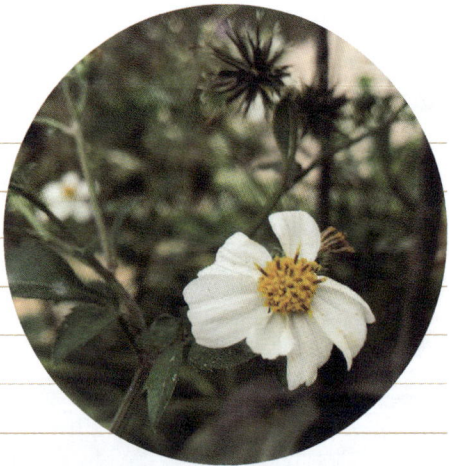

东风草

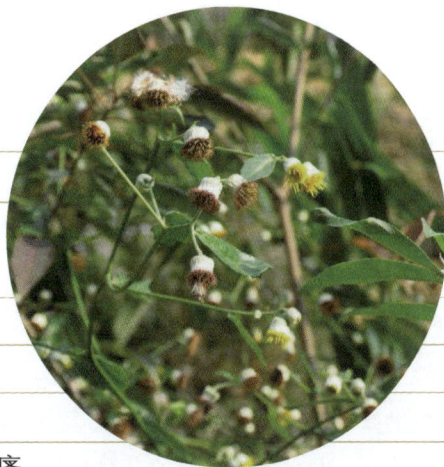

别名	大头艾纳香。
科属	菊科、艾纳香属。
学名	*Blumea megacephala*（Randeria）Chang et Tseng
药用	全草。
性味	性凉，味苦、微辛。
功能	清热明目，祛风止痒，解毒消肿。
主治	目赤肿痛，翳膜遮睛，风疹，疥疮，皮肤瘙痒，痈肿疮疖，跌打红肿。

野茼蒿

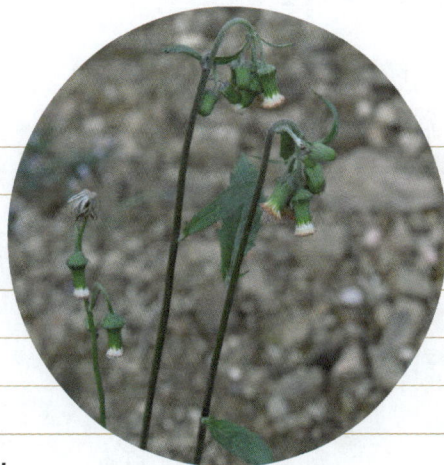

别名	革命菜。
科属	菊科、野茼蒿属。
学名	*Crassocephalum crepidioides*（Benth.）S. Moore
药用	全草。
性味	性平，味微辛、苦。
功能	清热解毒，健脾消肿。
主治	感冒发热，消化不良，脾虚浮肿，痢疾，肠炎，尿路感染，乳腺炎。

野 菊

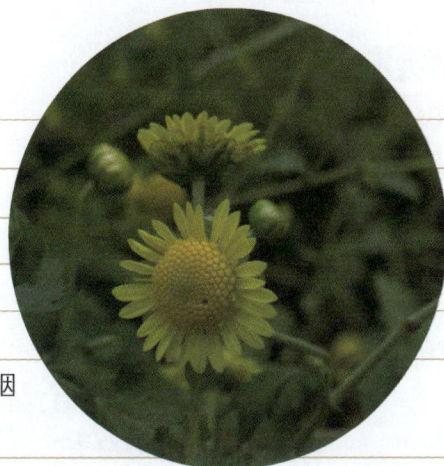

别名	野黄菊、苦薏。
科属	菊科、菊属。
学名	*Dendranthema indicum*（L.）Des Moul.
药用	全草。
性味	性凉，味苦。
功能	清热解毒，凉血降压。
主治	感冒，流感，流脑，百日咳，眼赤痛，咽喉炎，疔疮肿痛，各种化脓性炎症。

菊 花

别名	秋菊。
科属	菊科、菊属。
学名	*Dendranthema morifolium*（Ramat.）Tzvel.
药用	全草。
性味	性凉，味苦。
功能	清肝明目，解毒凉血。
主治	感冒，流感，流脑，百日咳，眼赤痛，咽喉炎，疔疮肿痛，各种化脓性炎症。

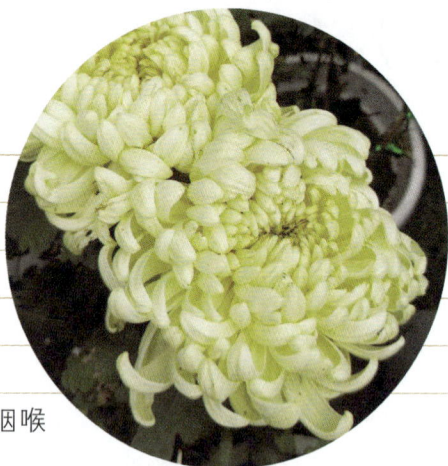

地胆草

别名	地胆头、苦地胆。
科属	菊科、地胆草属。
学名	*Elephantopus scaber* L.
药用	全草。
性味	性凉，味苦。
功能	清热解毒，利水消肿。
主治	感冒，流感，急性扁桃体炎，咽喉炎，结膜炎。毒蛇咬伤，疖肿，湿疹，下肢溃疡。肾炎，脚气水肿，肝炎。

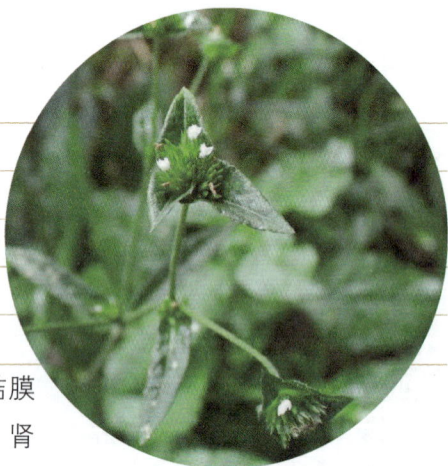

一点红

别名	羊蹄草、叶下红。
科属	菊科、一点红属。
学名	*Emilia sonchifolia*（L.）DC.
药用	全草。
性味	性凉，味苦。
功能	清热凉血，解毒利湿。
主治	感冒发烧，咽喉肿痛，口腔溃疡。外伤感染，疖肿疮肤湿疹，跌打扭伤，铁钉刺伤。肠炎，痢疾。尿路感染。

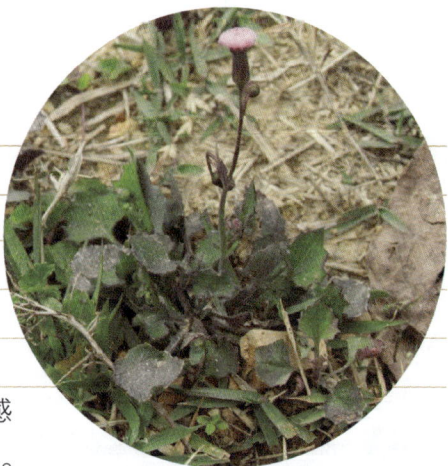

鼠麴草

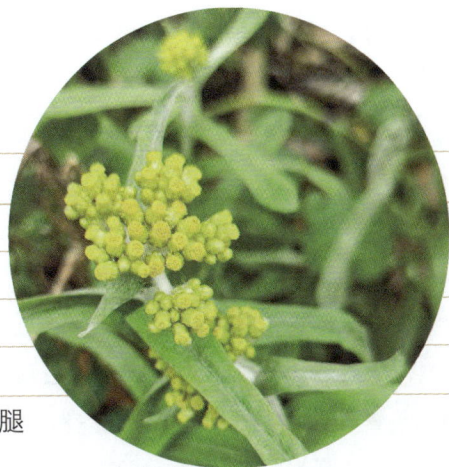

别名	田艾、小白头翁、清明菜。
科属	菊科、鼠麴草属。
学名	*Gnaphalium affine* D. Don
药用	全草。
性味	性平，味甘、淡。
功能	清热利湿，舒肝利胆，祛瘀止咳。
主治	急慢性肝炎，胡豆黄，感冒咳嗽，风湿腰腿痛，慢性气管炎。

羊耳菊

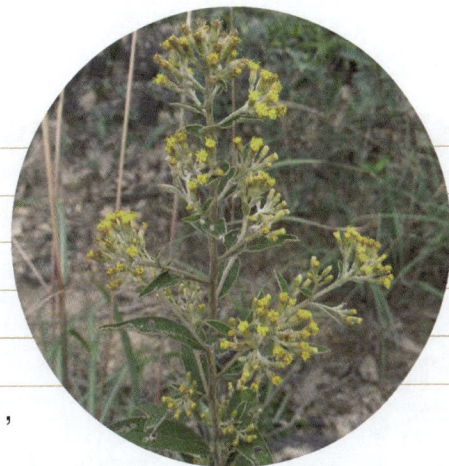

别名	山白芷、白面风、黄狗耳。
科属	菊科、旋覆花属。
学名	*Inula cappa* (Buch. –Ham.) DC.
药用	全株。
性味	性温，味辛，气香。
功能	祛风消肿，散寒止痛，止咳祛痰。
主治	感冒咳嗽，偏正头痛，产后风肿，风湿，跌打肿痛，水肿，白带。

马 兰

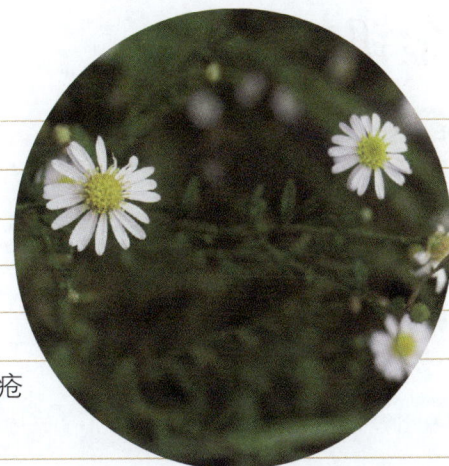

别名	田边菊、路边菊、鱼鳅串。
科属	菊科、马兰属。
学名	*Kalimeris indica* (L.) Sch. –Bip.
药用	全草。
性味	性平，味微苦、甘。
功能	凉血止血，清热利尿。
主治	吐血，血痢，黄疸，肝炎，水肿。外治疮疖，蛇咬伤。

千里光

别名	千里及、九里光、九里明。
科属	菊科、千里光属。
学名	*Senecio scandens* Buch. –Ham. ex D. Don
药用	全草。
性味	性凉，味微淡。
功能	清热解毒，清肝明目，祛腐生肌。
主治	疮痈肿毒，湿疹，皮炎，急性结膜炎，痔疮，咽喉炎，流感，痢疾，肠炎，眼初生翳膜，毒蛇咬伤。

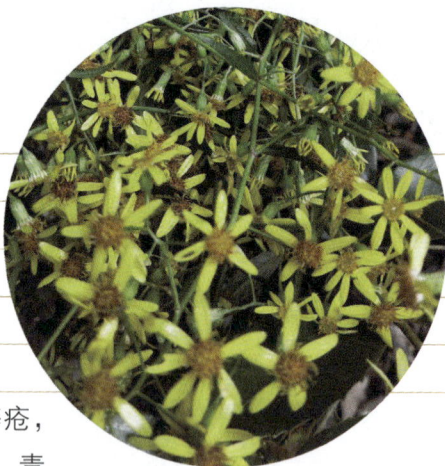

豨莶

别名	眼镜草（梅县、兴宁），黄蜂草（潮汕），感冒草。
科属	菊科、豨莶属。
学名	*Siegesbeckia orientalis* L.
药用	全草。
性味	性寒，味苦，有小毒。
功能	祛风化湿，活血止痛。
主治	感冒，高血压，风湿性关节痛，腰腿痛，湿疹，乳腺炎。外治面神经麻痹，蛇虫咬伤，疖肿。

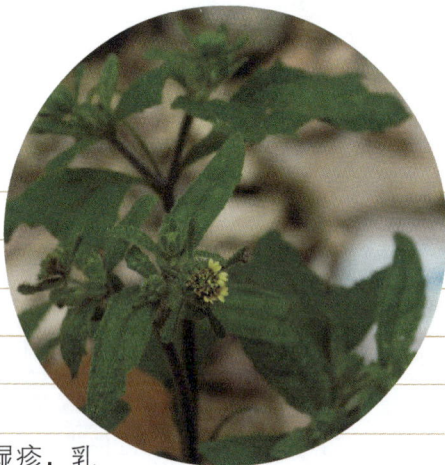

金钮扣

别名	天文草、黄花草。
科属	菊科、金钮扣属。
学名	*Spilanthes paniculata* Wall. ex DC.
药用	全草。
性味	性温，味辛、麻舌。
功能	解毒散结，消肿止痛。
主治	跌打损伤，毒蛇咬伤，无名肿毒，龋齿痛。

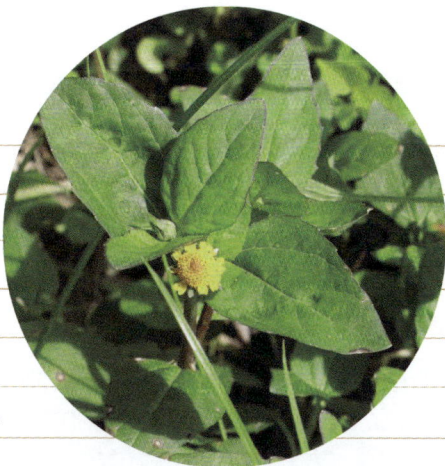

苍 耳

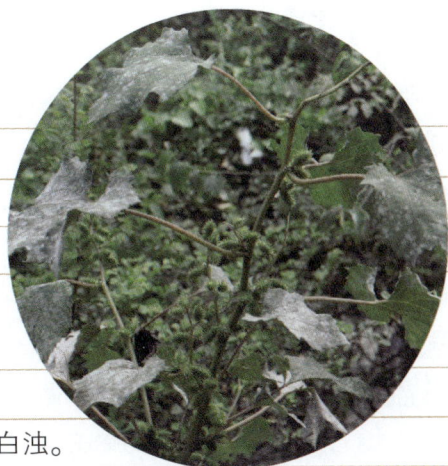

别名	大叶虱麻头（梅县、五华、兴宁、蕉岭）。
科属	菊科、苍耳属。
学名	*Xanthium sibiricum* Patrin ex Widder
药用	全草及果实。
性味	全草：性平，味微苦、辛。根：有小毒。果：性温，味甘、微辛。
功能	祛风解表，活络通窍，散瘀止痛。
主治	风寒感冒，鼻炎，耳鸣，风湿骨痛，白带白浊。

黄鹌菜

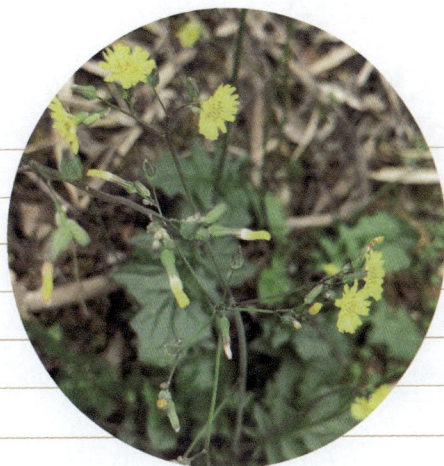

别名	黄花枝香草、冲天黄、大号老虎尿。
科属	菊科、黄鹌菜属。
学名	*Youngia japonica*（L.）DC.
药用	全草。
性味	性凉，味微苦。
功能	解表清热，活血退肿，消炎止痛。
主治	感冒头痛，疮疡肿痛。

广西过路黄

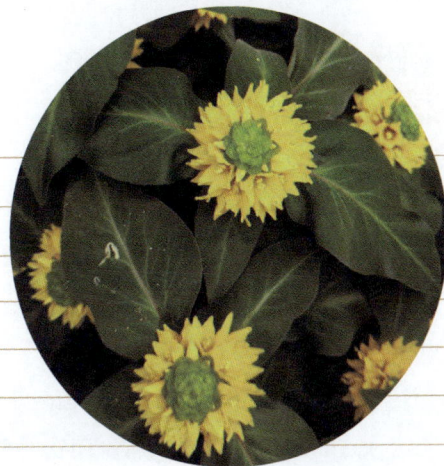

别名	斗笠花、笠麻花、斑筒花。
科属	报春花科、珍珠菜属。
学名	*Lysimachia alfredii* Hance
药用	全草。
性味	性凉，味苦、辛。
功能	清热利湿，排石通淋。
主治	黄疸型肝炎，痢疾，热淋，石淋，白带。

临时救

别名	聚花过路黄、大疮药、爬地黄。
科属	报春花科、珍珠菜属。
学名	*Lysimachia congestiflora* Hemsl.
药用	全草。
性味	性凉，味苦。
功能	消积，散瘀。
主治	风寒头痛，咽喉肿痛，肾炎水肿，肾结石，小儿疳积，疔疮，毒蛇咬伤。

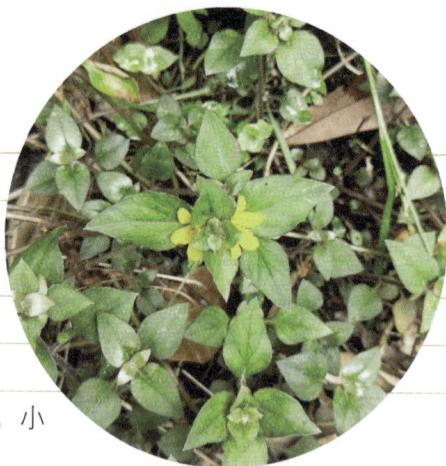

红根草

别名	星宿菜、赤脚草、红茎草。
科属	报春花科、珍珠菜属。
学名	*Lysimachia fortunei* Maxim.
药用	全草。
性味	性凉，味甘、淡。
功能	清热解毒，凉血散瘀。
主治	感冒发热，乳腺炎，中耳炎，跌打损伤。

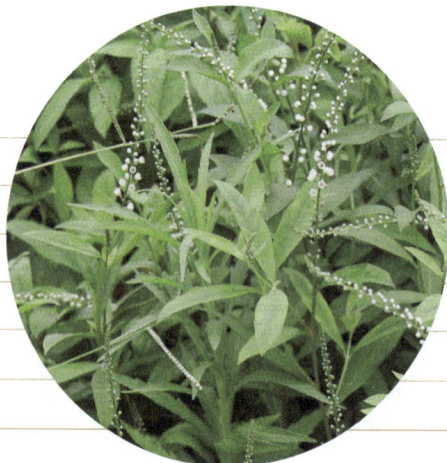

白花丹

别名	照草、臭茉莉、青枫子。
科属	白花丹科、白花丹属。
学名	*Plumbago zeylanica* Linn.
药用	叶、根。
性味	叶：辛辣，有毒，多作外用。根：性凉，味苦。
功能	散瘀解毒，祛瘀止痛。
主治	叶外治跌打扭伤，恶疮，蛇伤，风湿骨痛。根治心胃气痛，内伤咯血。

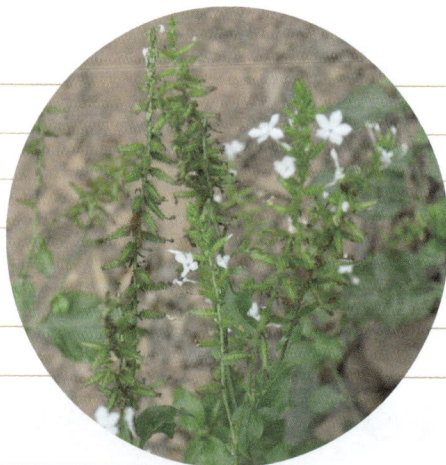

车 前

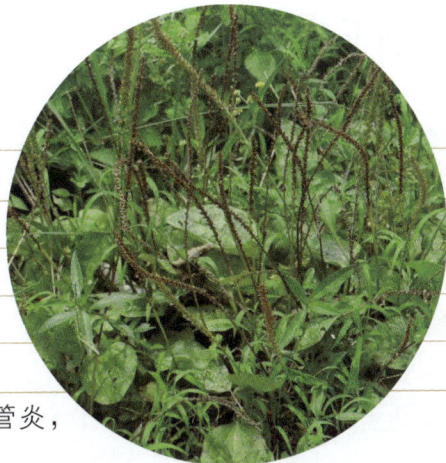

别名	车前草、车轮菜。
科属	车前科、车前属。
学名	*Plantago asiatica* L.
药用	全草。
性味	性寒，味甘、淡。
功能	清热祛湿，利水通淋。
主治	尿路感染，尿路结石，肾炎水肿，支气管炎，高血压。

长叶轮钟草

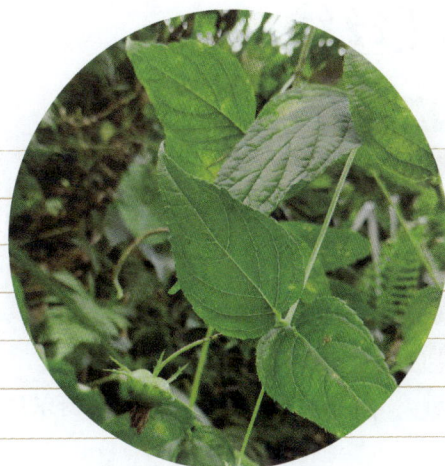

别名	地茄子草、铜锤草。
科属	桔梗科、金钱豹属。
学名	*Campanumoea lancifolia*（Roxb.）Merr.
药用	根。
性味	性平，味甘、微苦。
功能	祛虚益气，祛痰止痛。
主治	劳倦气虚乏力，跌打损伤，肠绞痛。

半边莲

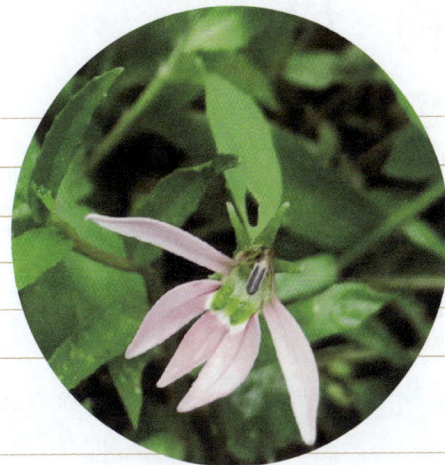

别名	急解索、细米草、瓜仁草。
科属	桔梗科、半边莲属。
学名	*Lobelia chinensis* Lour.
药用	全草。
性味	性凉，味甘、淡。
功能	清热解毒，利尿消肿。
主治	喉痛，肾炎水肿，跌打损伤，毒蛇咬伤，疮疡肿痛。

铜锤玉带草

别名	地茄子草、铜锤草。
科属	桔梗科、铜锤玉带草属。
学名	*Pratia nummularia*（Lam.）A. Br. et Aschers.
药用	全草。
性味	性平，味辛、苦。
功能	祛风除湿，活血，解毒。
主治	风湿疼痛，月经不调，目赤肿痛，乳痈，无名肿痛。

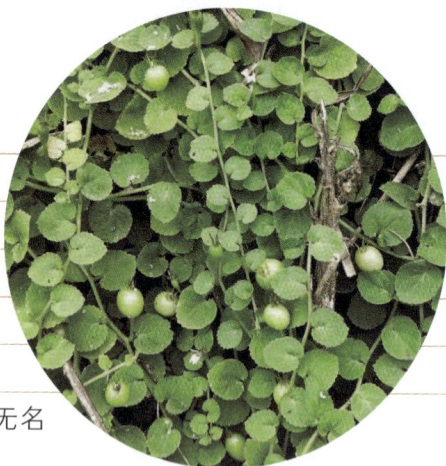

红丝线

别名	十萼茄、衫钮子。
科属	茄科、红丝线属。
学名	*Lycianthes biflora*（Lour.）Bitter
药用	全草。
性味	性凉，味甘、淡。
功能	清肺止咳，散瘀止血。
主治	肺结核咯血，肺炎，糖尿病。外用治跌打损伤肿痛。

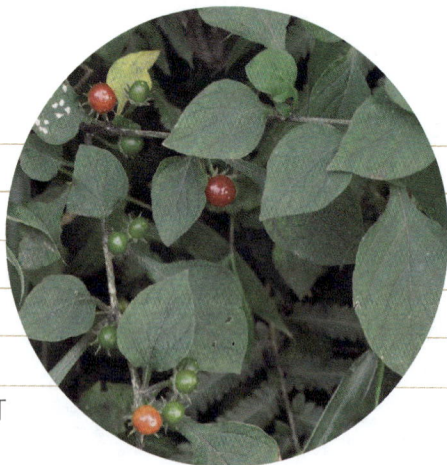

枸　杞

别名	枸杞菜、红珠仔刺。
科属	茄科、枸杞属。
学名	*Lycium chinense* Mill.
药用	叶、根、果实。
性味	性平，味甘，无毒。
功能	补虚益精，清热，止渴，祛风明目。
主治	虚劳发热，烦渴，目赤昏痛，障翳夜盲，崩漏带下，热毒疮肿。

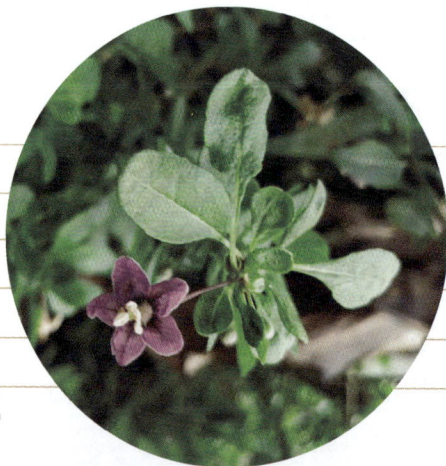

苦蘵

别名	打额草（五华），朴子草（蕉岭、平远），打百草（大埔），灯笼草。
科属	茄科、酸浆属。
学名	*Physalis angulata* L.
药用	全草。
性味	性凉，味苦。
功能	清热解毒，祛瘀止咳。
主治	感冒发热，咽喉热痛，牙龈肿痛，急性支气管炎。外治无名肿毒。

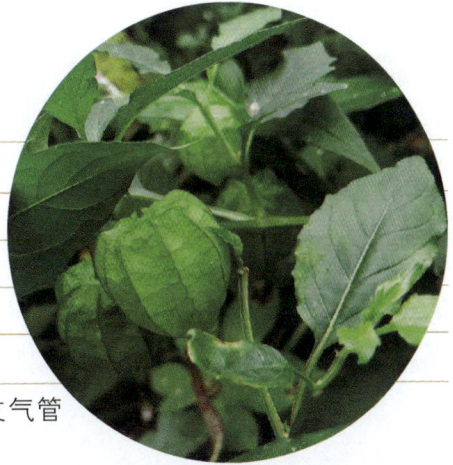

喀西茄

别名	狗茄子、苦颠茄、刺茄子。
科属	茄科、茄属。
学名	*Solanum khasianum* C. B. Clarke
药用	全草。
性味	性寒，味微苦，有小毒。
功能	消炎解毒，镇静止痛。
主治	风湿跌打疼痛，神经性头痛，胃痛，牙痛，乳腺炎，腮腺炎。

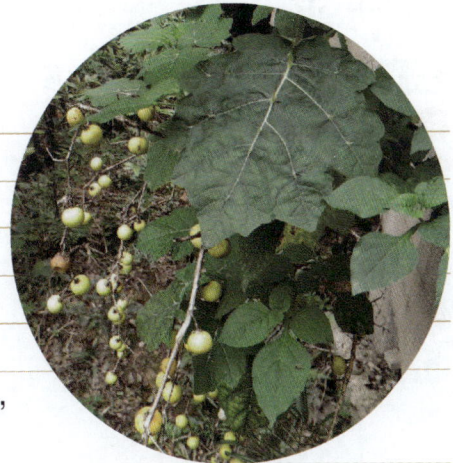

少花龙葵

别名	钮仔草（梅县、大埔），钮子草（兴宁），扣子草（蕉岭），乌点规（潮汕）。
科属	茄科、茄属。
学名	*Solanum photeinocarpum* Nakamura et S. Odashima
药用	全草。
性味	性寒，味苦、甘，有小毒。
功能	清热解毒，祛湿消炎退肿。
主治	感冒发热，喉痛，高血压。外治皮肤湿毒。

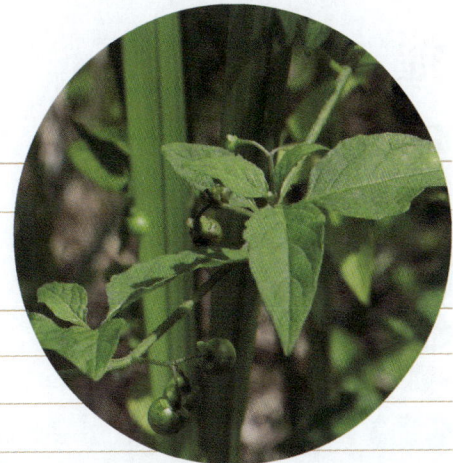

水 茄

别名	刺茄、小颠茄、金纽扣。
科属	茄科、茄属。
学名	*Solanum torvum* Swartz
药用	根。
性味	性凉，味淡，有小毒。
功能	清热散结，消肿止痛。
主治	感冒发热，咽喉肿痛，扁桃体炎，淋巴结炎。

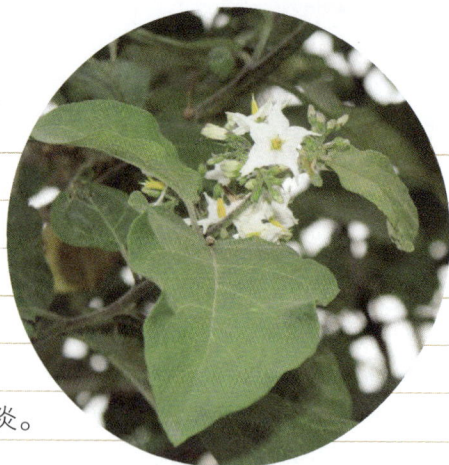

马蹄金

别名	落地金钱草、铜钱草、黄疸草。
科属	旋花科、马蹄金属。
学名	*Dichondra repens* Forst.
药用	全草。
性味	性平，味辛。
功能	散瘀毒，祛风湿，消积滞。
主治	黄疸型肝炎，急性胆囊炎，腹痛痢疾。外治无名肿毒。

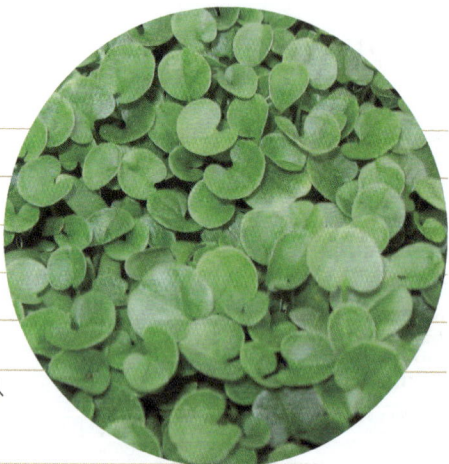

蕹 菜

别名	空心菜、通菜。
科属	旋花科、番薯属。
学名	*Ipomoea aquatica* Forsk.
药用	全草。
性味	性凉，味甘、淡。
功能	清热利水，解毒。
主治	食物中毒，齿龈炎，小便不利。外治背痈，脚底疮。

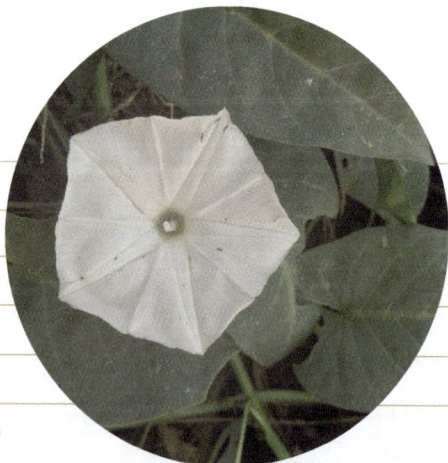

毛麝香

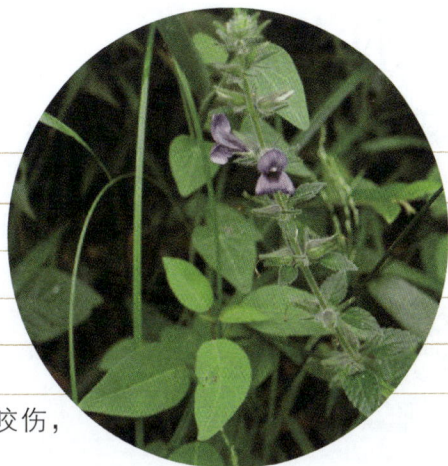

别名	五郎草（五华）、假薄荷（大埔）。
科属	玄参科、毛麝香属。
学名	*Adenosma glutinosum*（L.）Druce
药用	全草。
性味	性温，味辛，气香。
功能	祛风消肿，解毒止痒。
主治	跌打损伤，风湿骨痛，风湿腹痛，毒蛇咬伤，皮肤湿疹。

野甘草

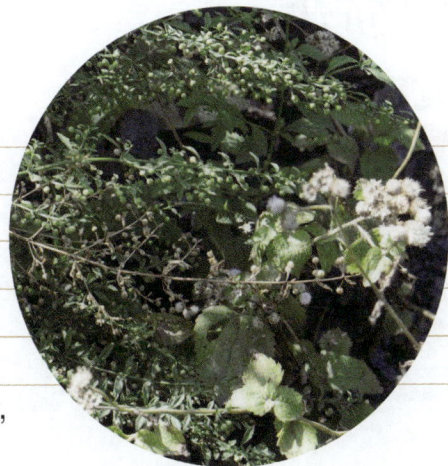

别名	百草药（梅县）、冰糖草（广州）。
科属	玄参科、野甘草属。
学名	*Scoparia dulcis* L.
药用	全草。
性味	性凉，味甘。
功能	清热利湿，生津止渴。
主治	感冒，肠炎腹泻，小便不利，脚气水肿，热痱，阴囊湿疹。

紫斑蝴蝶草

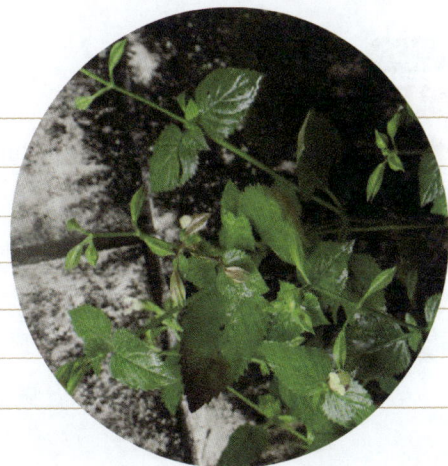

别名	紫斑翼萼、福氏翼萼。
科属	玄参科、蝴蝶草属。
学名	*Torenia fordii* Hook. f.
药用	全草。
性味	性凉，味微苦。
功能	消食化积，解暑，清肝。
主治	小儿疳积，中暑呕吐，腹泻，目赤肿痛。

炮仗花

别名	纸炮花、黄鳝藤。
科属	紫葳科、炮仗藤属。
学名	*Pyrostegia venusta*（Ker-Gawl.）Miers
药用	花。
性味	性平，味甘。
功能	润肺止咳，清热利咽。
主治	肺痨，咽喉肿痛。

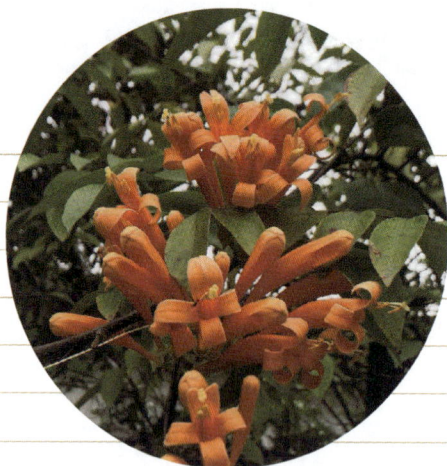

鸭嘴花

别名	大驳骨、假烟叶。
科属	爵床科、鸭嘴花属。
学名	*Adhatoda vasica* Nees
药用	全株。
性味	性温，味辛、微苦。
功能	活血散瘀。
主治	风湿痹痛，跌打损伤，血瘀肿痛，月经不调。

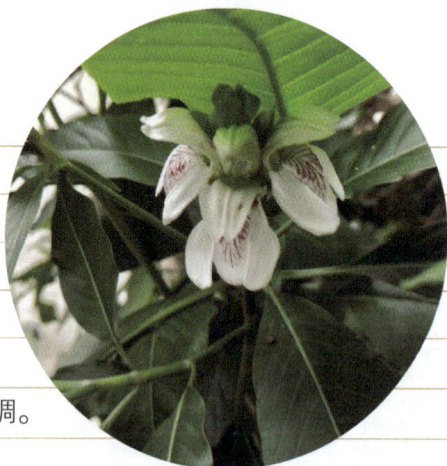

穿心莲

别名	榄核莲、金香草。
科属	爵床科、穿心莲属。
学名	*Andrographis paniculata*（Burm. f.）Nees
药用	全草。
性味	性寒，味大苦。
功能	泻火解毒，凉血祛瘀。
主治	感冒，肺炎，支气管炎，肺结核，扁桃体炎，喉炎，急性肠胃炎，菌痢，疮疖肿痛，毒蛇咬伤。

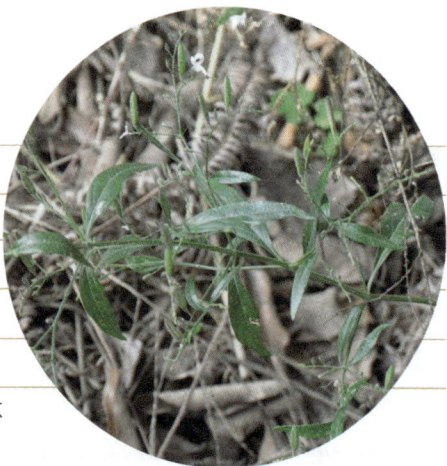

假杜鹃

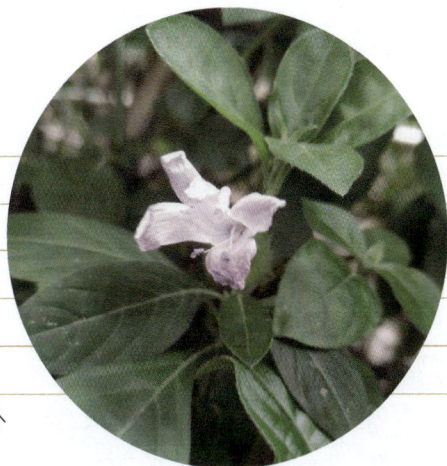

别名	刺血红、七星剑、血路草。
科属	爵床科、假杜鹃属。
学名	*Barleria cristata* L.
药用	全株。
性味	性温，味辛、苦。
功能	通经活络，解毒消肿。
主治	毒蛇咬伤，犬咬伤，跌打损伤，痈肿，外伤出血。

钟花草

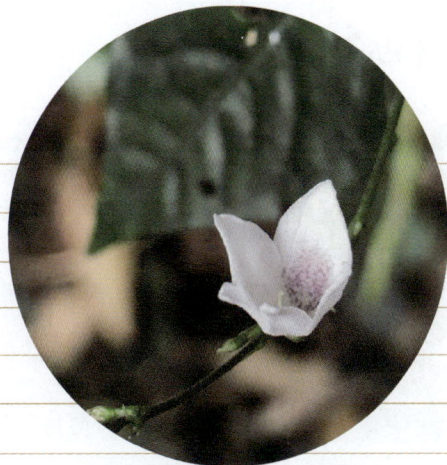

别名	针刺草。
科属	爵床科、钟花草属。
学名	*Codonacanthus pauciflorus*（Nees）Nees
药用	全草。
性味	性凉，味苦、微辛。
功能	清心火，活血通络。
主治	口舌生疮，风湿痹痛，跌打损伤。

狗肝菜

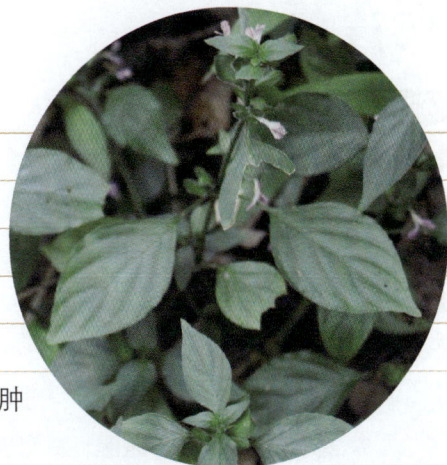

别名	青舍衹、屎缸青。
科属	爵床科、狗肝菜属。
学名	*Dicliptera chinensis*（L.）Juss.
药用	全草。
性味	性凉，味甘。
功能	清热解毒，凉血解毒，外用拔毒退肿。
主治	感冒，伤暑发热，乙型脑炎，咳嗽，目赤肿痛，赤痢便血。外治无名肿。

黑叶小驳骨

别名	黑叶接骨草、大驳骨。
科属	爵床科、驳骨草属。
学名	*Gendarussa ventricosa*（Wall. ex Sims.）Nees
药用	全草。
性味	性温，味辛、苦。
功能	活血散瘀，祛风除湿，续筋接骨。
主治	跌打损伤，骨折，风湿骨痛。

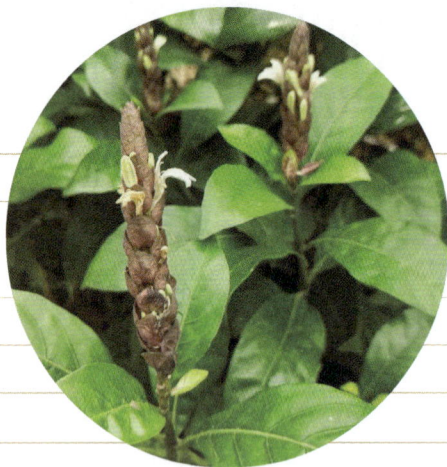

小驳骨

别名	乌骨黄藤、果园竹、驳骨丹。
科属	爵床科、驳骨草属。
学名	*Gendarussa vulgaris* Nees
药用	全草。
性味	性平，味微辛。
功能	续筋驳骨，消肿止痛。
主治	骨折，跌打损伤，风湿性关节炎，无名肿毒。

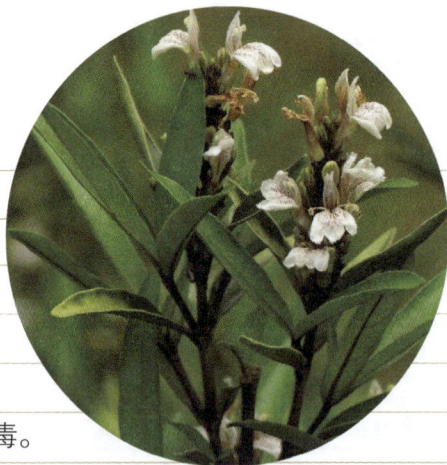

观音草

别名	红丝线、染色九头狮子草。
科属	爵床科、观音草属。
学名	*Peristrophe baphica*（Spreng）Bremek.
药用	全草。
性味	性寒，味咸、辛。
功能	清热解毒，消肿散血。
主治	毒蛇咬伤，小儿惊风，口腔炎，疖，痈，尿路感染，中耳炎，风湿性关节炎。

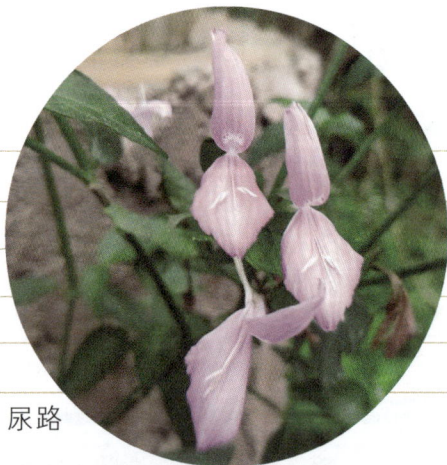

爵 床

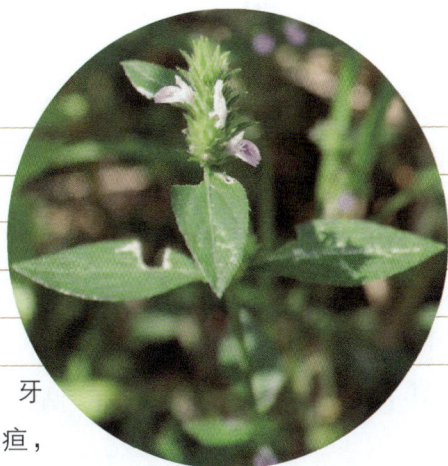

别名	爵麻、香苏、赤眼老母草。
科属	爵床科、爵床属。
学名	*Rostellularia procumbens*（L.）Nees
药用	全草。
性味	性寒，味微苦。
功能	清热解毒，活血止痛。
主治	感冒发热，咳嗽，咽喉肿痛，目赤翳障，牙痛舌疮，瘰疬，疳积，泻痢，疟疾，黄疸，水肿，淋浊，筋骨疼痛，跌打损伤，痈疽疔疮，湿疹疥癣，毒蛇咬伤。

板 蓝

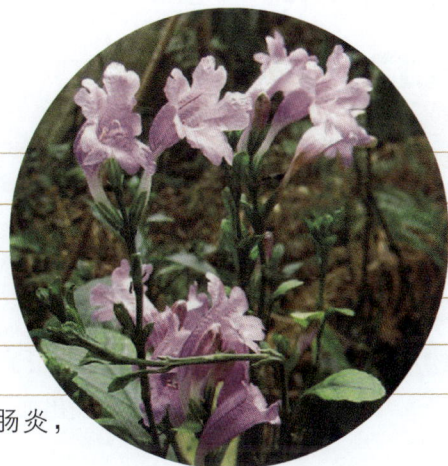

别名	板蓝根、马蓝、南板蓝。
科属	爵床科、板蓝属。
学名	*Strobilanthes cusia*（Nees）Kuntze
药用	根、叶。
性味	性寒，味苦。
功能	清热解毒，凉血消肿。
主治	流脑，流感，中暑，腮腺炎，咽喉炎，肠炎，肿毒。

紫 珠

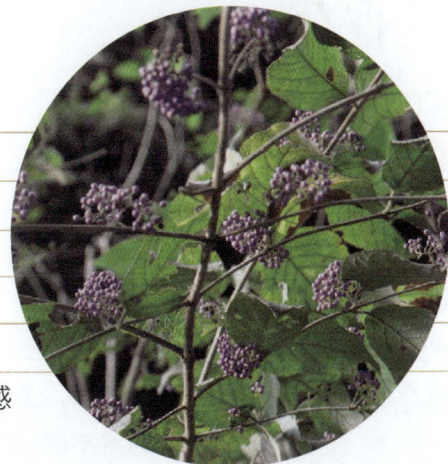

别名	珍珠枫、漆大伯、大叶鸦鹊饭。
科属	马鞭草科、紫珠属。
学名	*Callicarpa bodinieri* Levl.
药用	全株。
性味	性平，味辛。
功能	活血通经，祛风除湿，收敛止血。
主治	月经不调、虚劳、白带、产后血气痛、感冒风寒。调麻油外用，治缠蛇丹毒。

大叶紫珠

别名	老蟹眼、老蟹目。
科属	马鞭草科、紫珠属。
学名	*Callicarpa macrophylla* Vahl
药用	根、叶。
性味	性平,味微辛、苦。
功能	止血止痛,散瘀消肿。
主治	内脏出血,创伤出血,肺结核,跌打损伤。

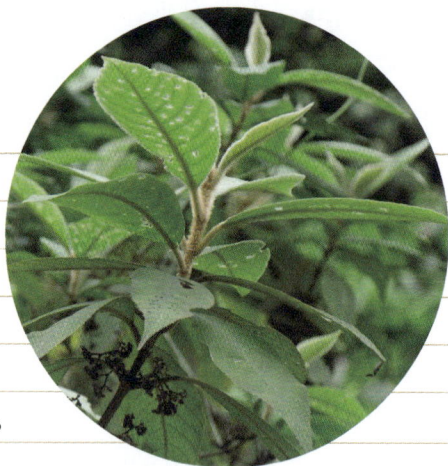

红紫珠

别名	对节树、小红米果、红叶紫珠。
科属	马鞭草科、紫珠属。
学名	*Callicarpa rubella* Lindl.
药用	根、叶。
性味	性平,味微苦。
功能	凉血止血,解毒消肿。
主治	根:治风湿关节痛,跌打瘀肿,肺结核。叶:治咯血,创伤出血。

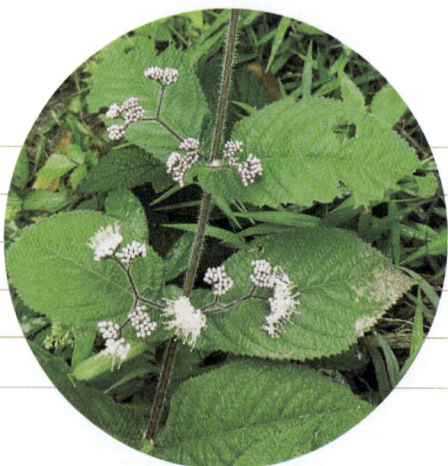

兰香草

别名	卵叶莸、马蒿、莸。
科属	马鞭草科、莸属。
学名	*Caryopteris incana*(Thunb.)Miq.
药用	全草。
性味	性微温,味辛、甘,无毒。
功能	疏风解表,祛痰止咳,散瘀止痛。
主治	外用治毒蛇咬伤,疮肿,湿疹等症。根入药,治崩漏、白带、月经不调。

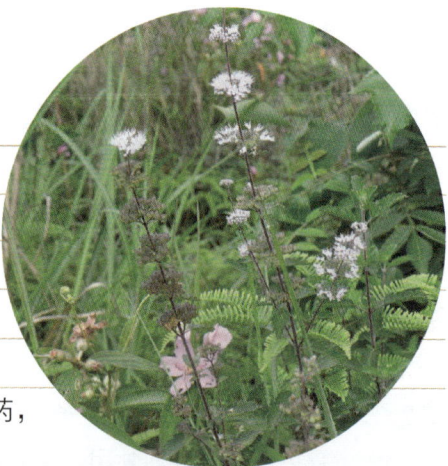

大　青

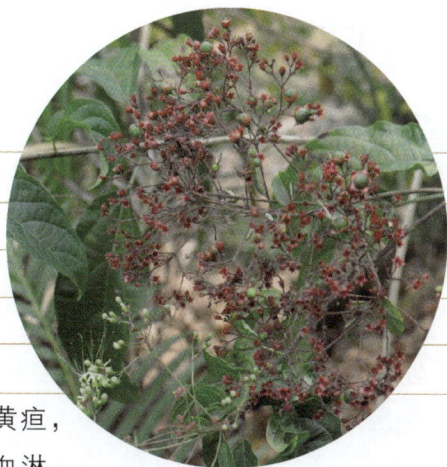

别名	路边青、土地骨皮、山靛青。
科属	马鞭草科、大青属。
学名	*Clerodendrum cyrtophyllum* Turcz.
药用	根、茎、叶。
性味	性大寒，味苦，无毒。
功能	清热解毒，凉血止血。
主治	外感热病热盛烦渴，咽喉肿痛，口疮，黄疸，热毒痢，急性肠炎，痈疽肿毒，衄血，血淋，外伤出血。

白花灯笼

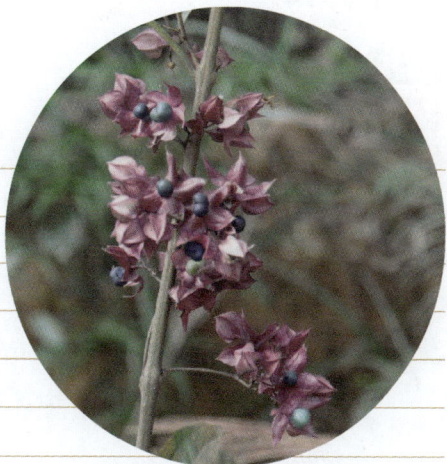

别名	鬼灯笼、红灯笼。
科属	马鞭草科、大青属。
学名	*Clerodendrum fortunatum* L.
药用	全株。
性味	性寒，味苦、微甘。
功能	祛风止咳，清热解毒。
主治	感冒，咳嗽，咽痛，疖肿。

臭茉莉

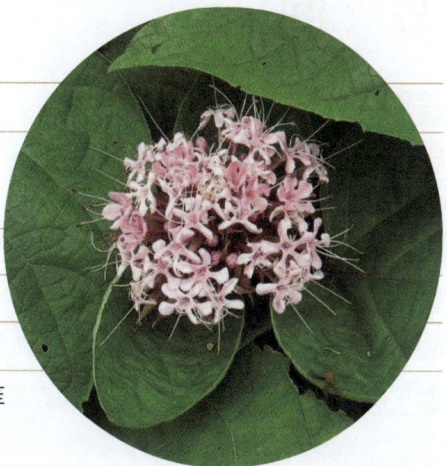

别名	白花臭牡丹。
科属	马鞭草科、大青属。
学名	*Clerodendrum philippinum* Schauer var. *simplex* Moldenke
药用	根、叶。
性味	性平，味微苦、涩。
功能	祛风活血，消肿降压，杀虫止痒。
主治	痹症，脚气水肿，白带，痔疮，脱肛，痒疹，疥疮，慢性骨髓炎。

假连翘

别名	篱笆树、花墙刺。
科属	马鞭草科、假连翘属。
学名	*Duranta repens* L.
药用	叶、果。
性味	性温，味甘、微辛。
功能	散热透邪，行血祛瘀，止痛杀虫，消肿解毒。
主治	疟疾，跌打伤痛。

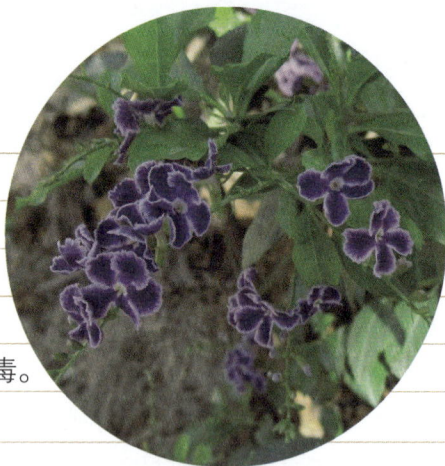

豆腐柴

别名	观音柴、止血草。
科属	马鞭草科、豆腐柴属。
学名	*Premna microphylla* Turcz.
药用	根、叶。
性味	性凉，味苦、微辛。
功能	清热解毒，消肿止血。
主治	疟疾，急性肝炎，痢疾，中暑，吐血，衄血，便血，扁桃体炎，中耳炎，创伤出血，痈肿疔毒。

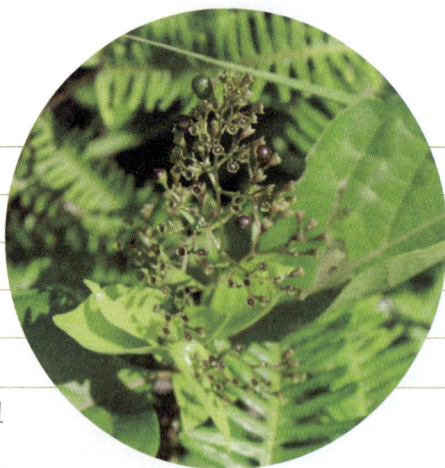

黄　荆

别名	五指柑、五叶布惊、布荆。
科属	马鞭草科、牡荆属。
学名	*Vitex negundo* L.
药用	根、叶、果。
性味	性温，味辛、略苦甘。
功能	祛风解表，理气止痛，清热化痰。
主治	中暑腹痛，暑热感冒，产后头痛，急性肠胃炎，痢疾。

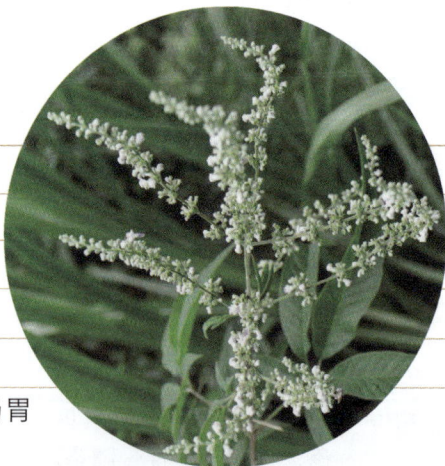

牡 荆

别名	荆条棵、五指柑、黄荆柴。
科属	马鞭草科、牡荆属。
学名	*Vitex negundo* L. var. *cannabifolia*（Sieb. et Zucc.）Hand.–Mazz.
药用	全株。
性味	性温，味苦，无毒。
功能	清凉退热，定喘止咳。
主治	感冒，风湿，喉痹，疮肿，牙痛。

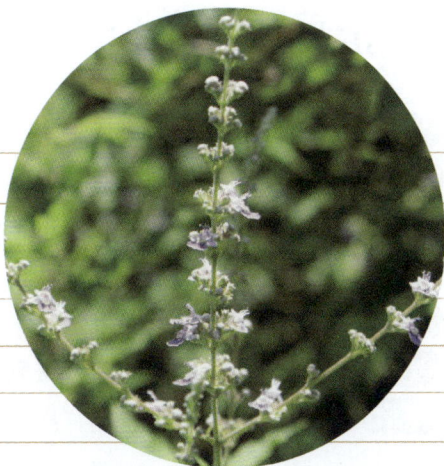

金疮小草

别名	青鱼胆、苦地胆、散血草。
科属	唇形科、筋骨草属。
学名	*Ajuga decumbens* Thunb.
药用	全草。
性味	性寒，味苦、辛。
功能	止咳，化痰，清热，凉血，消肿解毒。
主治	痈疽疔疮，火眼，乳痈，鼻衄，咽喉炎，肠胃炎，急性结膜炎、烫伤，狗咬伤，毒蛇咬伤，外伤出血。

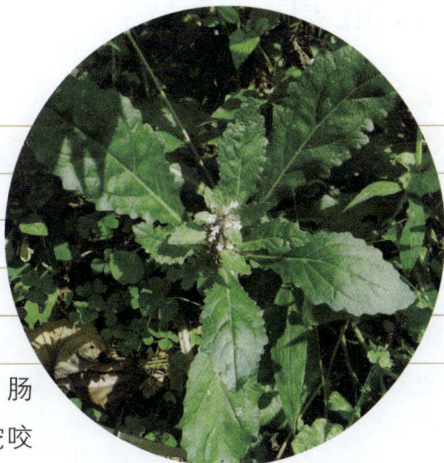

香 薷

别名	酒饼叶、排香草、香草。
科属	唇形科、香薷属。
学名	*Elsholtzia ciliata*（Thunb.）Hyland.
药用	全草。
性味	性微温，味辛。
功能	发汗解表，化湿和中，利水消肿。
主治	风寒感冒，水肿脚气。

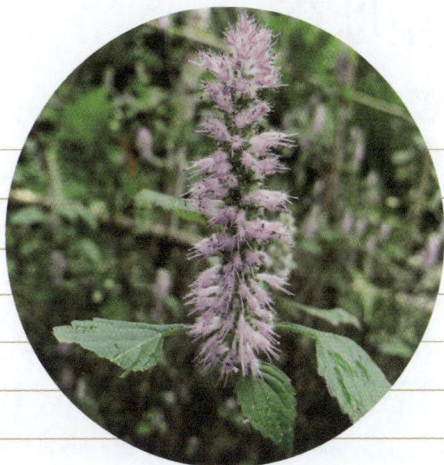

广防风

别名	抹药、酒酿草、土防风。
科属	唇形科、广防风属。
学名	*Epimeredi indica*（L.）Rothm.
药用	全草。
性味	性微温，味辛、苦。
功能	发散解表，消肿止痒，祛风除湿。
主治	感冒发热，风湿骨痛，皮肤瘙痒。

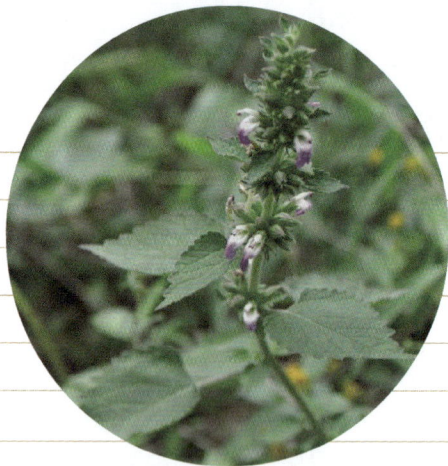

活血丹

别名	透骨消、透骨草、接骨消。
科属	唇形科、活血丹属。
学名	*Glechoma longituba*（Nakai）Kupr
药用	全草。
性味	性温，味辛，气香。
功能	祛风消肿，活血散瘀。
主治	跌打损伤，骨折，风湿腰腿痛，尿路结石，感冒咳嗽。

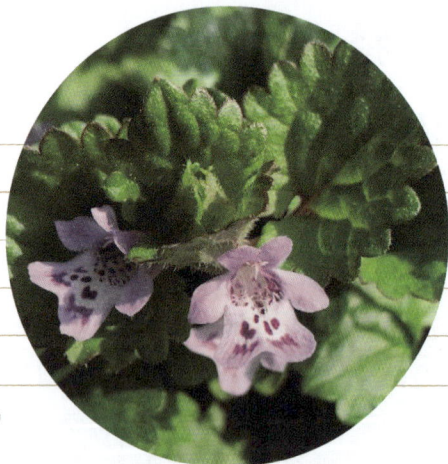

益母草

别名	益母蒿、坤草、野麻。
科属	唇形科、益母草属。
学名	*Leonurus artemisia*（Laur.）S. Y. Hu F
药用	全草。
性味	性微寒，味辛、苦。
功能	活血调经、利水消肿、清热解毒。
主治	月经不调、痛经、产后恶露不尽。对于水肿尿少、疮疡肿毒者，也有一定的治疗作用。

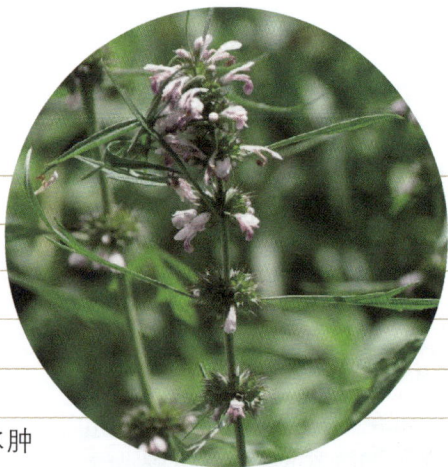

白花益母草

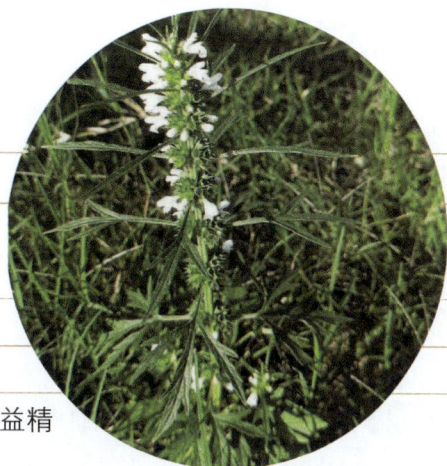

别名	益母蒿、白花臭艾（五华）。
科属	唇形科、益母草属。
学名	*Leonurus artemisia*（Laur.）S. Y. Hu var. *albiflorus*（Migo）S.Y.Hu
药用	全草、种子。
性味	性温，味微辛。
功能	活血调经，理气止痛。种子：辛甘微温，益精明目，平肝降压。
主治	月经不调，痛经闭经，产后腹痛，产后出血过多，恶露不尽。种子治高血压，肾炎水肿，夜盲。

薄 荷

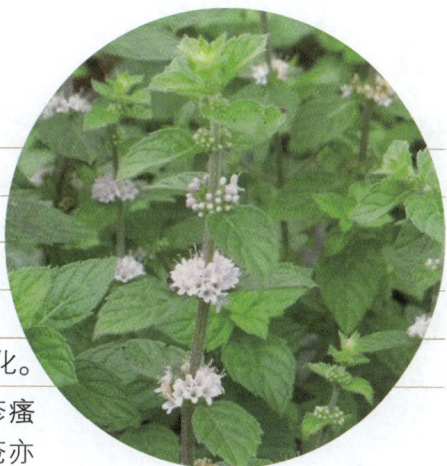

别名	南薄荷、夜息香、野仁丹草。
科属	唇形科、薄荷属。
学名	*Mentha haplocalyx* Briq.
药用	全草。
性味	性温，味辛，无毒。
功能	清新怡神，疏风散热，增进食欲，帮助消化。
主治	感冒发热喉痛，头痛，目赤痛，皮肤风疹瘙痒，麻疹不透。对痈、疽、疥、癣、漆疮亦有效。

留兰香

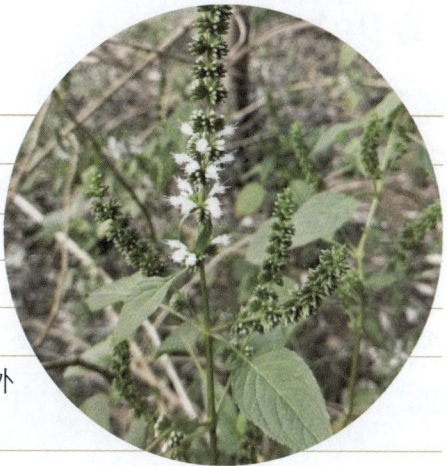

别名	绿薄荷、香花菜、香薄荷。
科属	唇形科、薄荷属。
学名	*Mentha spicata* Linn.
药用	全草。
性味	性微温，味辛、甘。
功能	祛风散寒，止咳，消肿解毒。
主治	感冒咳嗽，胃痛，腹胀，神经性头痛。外用治跌打肿痛，结膜炎，小儿疮疖。

凉粉草

别名	仙草、仙人草、草板草。
科属	唇形科、凉粉草属。
学名	*Mesona chinensis* Benth.
药用	全草。
性味	性凉，味甘、淡。
功能	清热消暑。
主治	感冒中暑，高血压，肌肉关节疼痛，糖尿病，水肿。

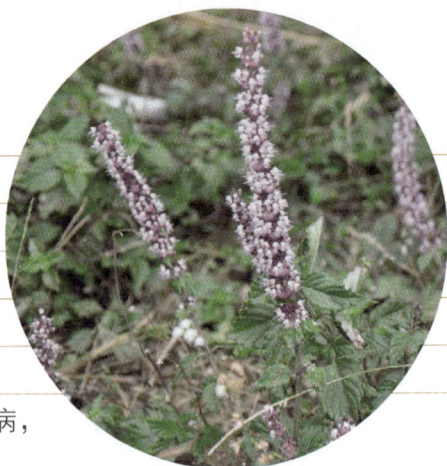

紫 苏

别名	白苏、红苏、苏麻。
科属	唇形科、紫苏属。
学名	*Perilla frutescens*（L.）Britt.
药用	叶、种子。
性味	性温，味辛。
功能	解表散寒，行气和胃。
主治	风寒感冒，咳嗽，胸腹胀满，恶心呕吐。

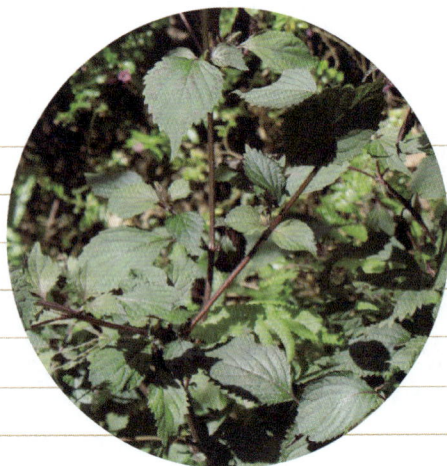

溪黄草

别名	土黄连、熊胆草。
科属	唇形科、香茶菜属。
学名	*Rabdosia serra*（Maxim.）Hara
药用	根、茎、叶。
性味	性微寒，味微苦。
功能	清热利湿，凉血散瘀，退黄。
主治	急性胆囊炎，感冒发热，口腔炎。

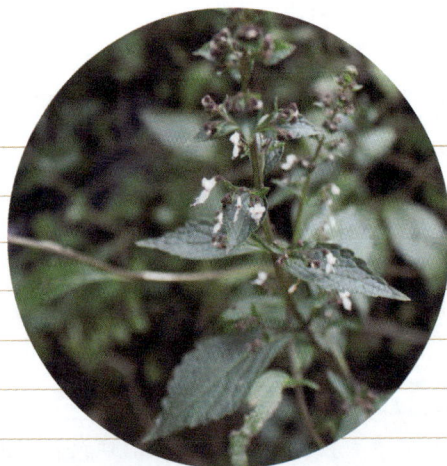

韩信草

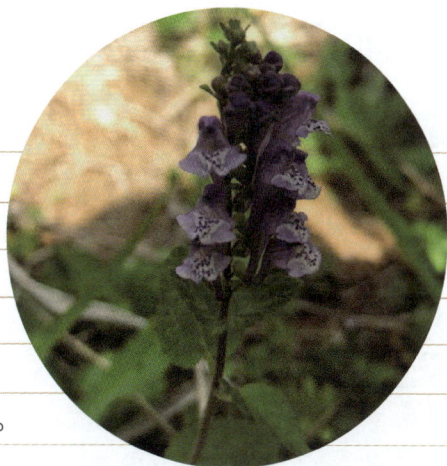

别名	大力草、耳挖草。
科属	唇形科、黄芩属。
学名	*Scutellaria indica* L.
药用	全草。
性味	性平，味微苦、辛，气香。
功能	散瘀解毒，祛风止痛。
主治	风湿痹痛，跌打损伤，毒蛇咬伤，蜂蜇伤。

鸭跖草

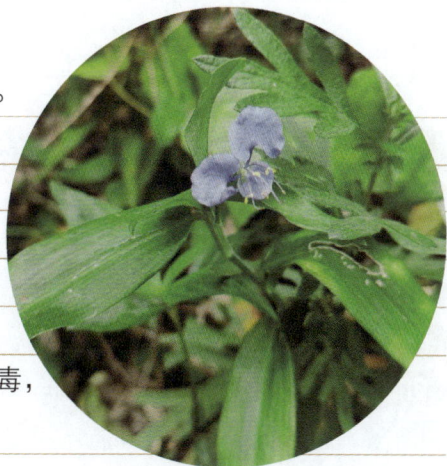

别名	竹叶草、竹节草（蕉岭）、饭包菜（大埔）。
科属	鸭跖草科、鸭跖草属。
学名	*Commelina communis* Linn.
药用	全草。
性味	性寒，味甘、淡。
功能	消暑通淋，凉血解毒。
主治	暑热口渴，胃肠积热，小便不利，皮肤肿毒，毒蛇咬伤。外用拔毒消肿。

聚花草

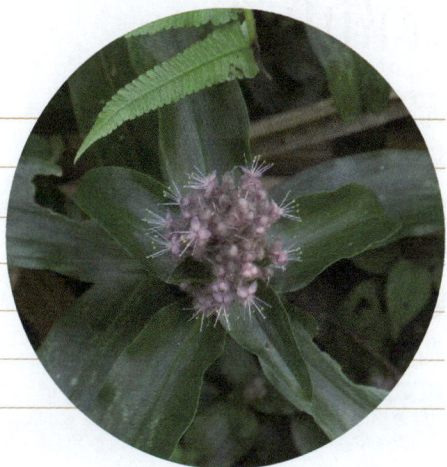

别名	水草、大祥竹蒿草、竹叶草。
科属	鸭跖草科、聚花草属。
学名	*Floscopa scandens* Lour.
药用	全草。
性味	性凉，味苦。
功能	清热解毒，利尿消肿。
主治	疮疖肿毒，淋巴结肿大，急性肾炎。

牛轭草

别名	鸡嘴草、水竹草。
科属	鸭跖草科、水竹叶属。
学名	*Murdannia loriformis* （Hassk.） Rolla Rao et Kammathy
药用	全草。
性味	性寒，味甘、淡、微苦。
功能	清热止咳，解毒，利尿。
主治	小儿高热，肺热咳嗽，目赤肿痛，热痢，疮痛肿毒，热淋，小便不利。

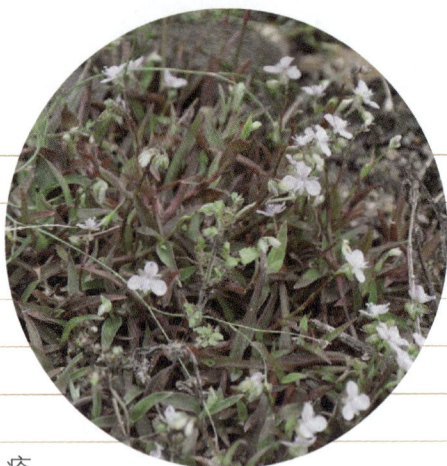

杜　若

别名	阿金够、白接骨丹、白叶菜。
科属	鸭跖草科、杜若属。
学名	*Pollia japonica* Thunb.
药用	全草。
性味	性微温，（根）味辛，无毒。
功能	益精，明目，温中，止痛。
主治	胸胁下逆气，头肿痛，流涕泪，胃中逆痛，霍乱胀痛。

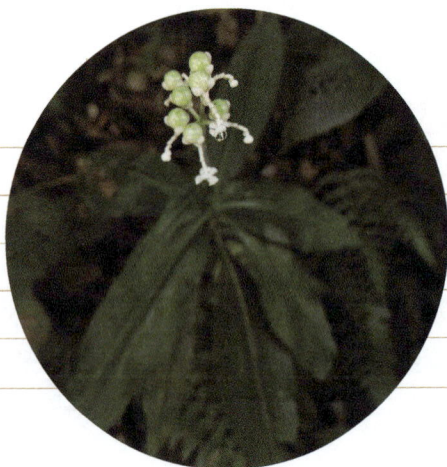

海南山姜

别名	草豆蔻、小草寇。
科属	姜科、山姜属。
学名	*Alpinia hainanensis* K. Schum.
药用	根状茎。
性味	性温，味辛。
功能	祛风通络，理气止痛。
主治	风湿性关节炎，跌打损伤，牙痛，胃痛。

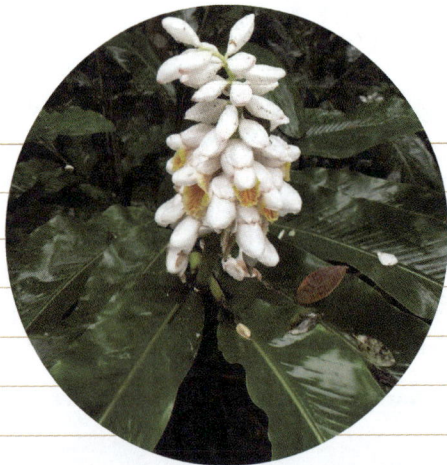

闭鞘姜

别名	广商陆、水蕉花、老妈妈拐棍。
科属	姜科、闭鞘姜属。
学名	*Costus speciosus*（Koen.）Smith
药用	茎。
性味	性微寒，味辛、酸。
功能	利水消肿，解毒止痒。
主治	百日咳，肾炎水肿，尿路感染，肝硬化腹水，小便不利。外用治荨麻疹，疮疖肿毒，中耳炎。

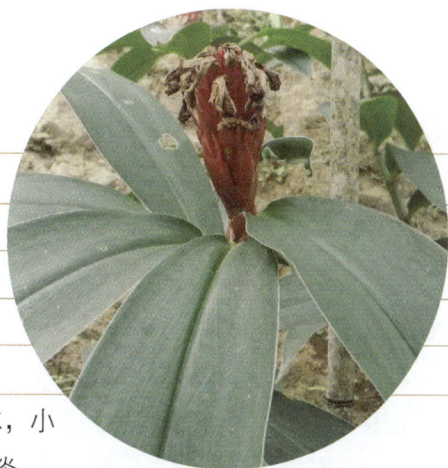

姜　花

别名	蝴蝶花、白草果。
科属	姜科、姜花属。
学名	*Hedychium coronarium* Koen.
药用	根、茎、果实。
性味	性温，味辛。
功能	温中健胃，解表，祛风散寒，温经止痛，散寒。
主治	风寒表证，风湿痹痛，外感头痛，身痛，风湿痛，脘腹冷痛，跌打损伤等。

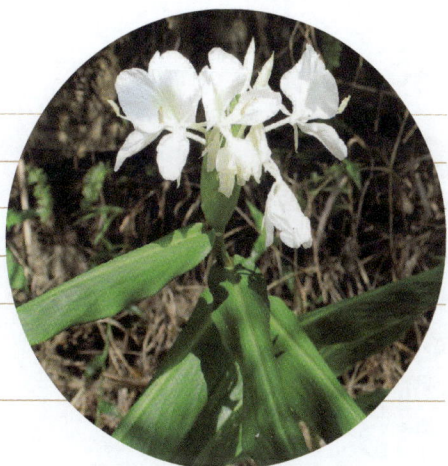

蕉　芋

别名	姜芋。
科属	美人蕉科、美人蕉属。
学名	*Canna edulis* Ker Gawl.
药用	块茎、花。
性味	性凉，味甘、淡。
功能	清热利湿，安神降压。
主治	痢疾，泄泻，黄疸，痈疮肿毒。

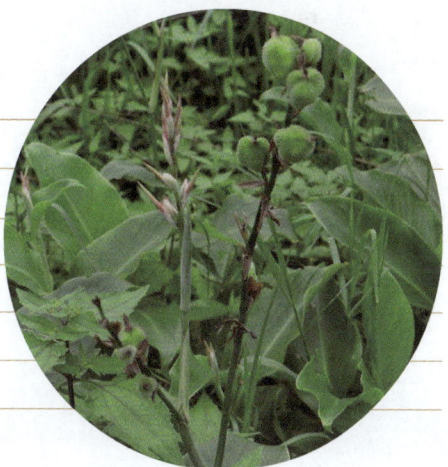

美人蕉

别名	红艳蕉、小花美人蕉、小芭蕉。
科属	美人蕉科、美人蕉属。
学名	*Canna indica* L.
药用	根、花。
性味	性凉，味甘、淡。
功能	清热利湿，安神降压。
主治	黄疸，神经官能症，高血压，久痢，咯血，肛崩，带下病，月经不调，疮毒痈肿。

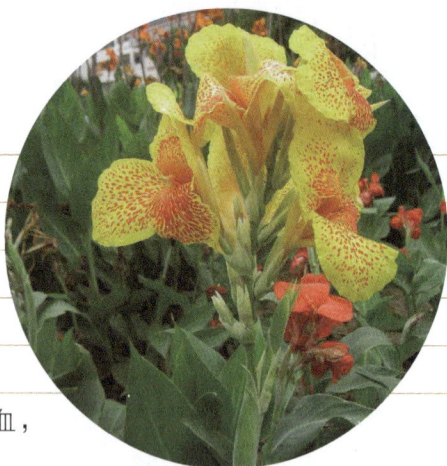

朱　蕉

别名	铁树。
科属	百合科、朱蕉属。
学名	*Cordyline fruticosa*（L.）A. Cheval.
药用	叶、根。
性味	性微寒，味甘、淡。
功能	凉血止血，散瘀定痛。
主治	咯血，尿血，菌痢。

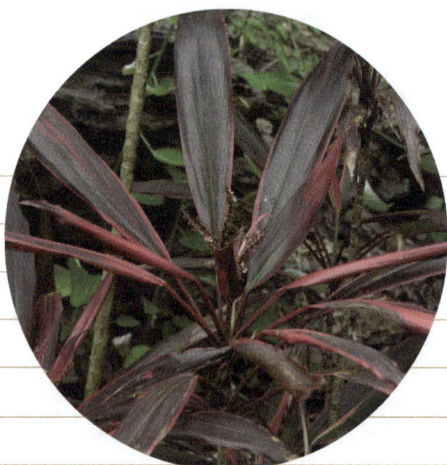

山　菅

别名	山猫儿、较剪兰。
科属	百合科、山菅属。
学名	*Dianella ensifolia*（L.）DC.
药用	根、茎。
性味	性温，味辛。
功能	清热解毒，利湿。
主治	痈疮肿毒，疥癣，淋巴结结核。

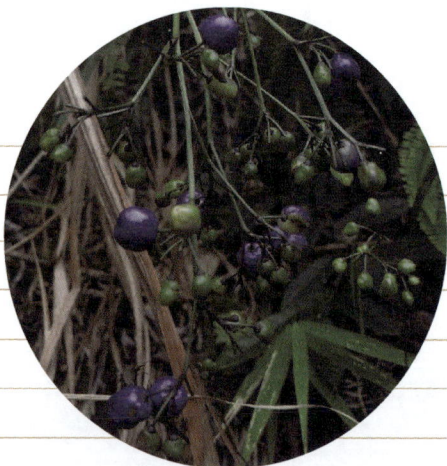

萱 草

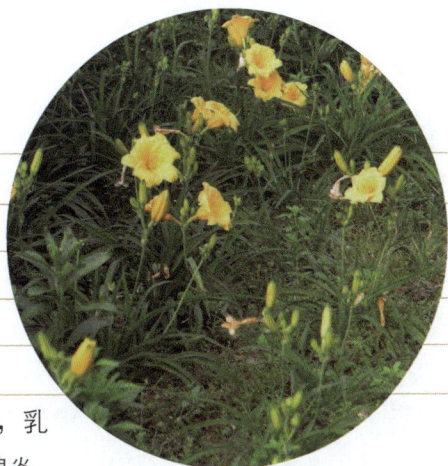

别名	金针菜、黄花菜、忘忧草。
科属	百合科、萱草属。
学名	*Hemerocallis fulva*（L.）L.
药用	根。
性味	性凉，味甘。
功能	清热利尿，凉血止血。
主治	腮腺炎，黄疸，膀胱炎，尿血，小便不利，乳汁缺乏，月经不调，衄血，便血。外用治乳腺炎。

百 合

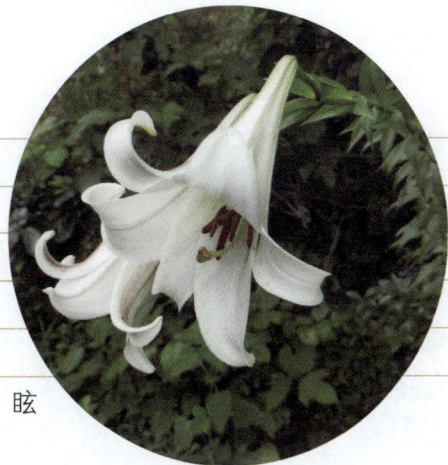

别名	百鸽子、山丹、倒仙。
科属	百合科、百合属。
学名	*Lilium brownii* var. *viridulum* Baker
药用	全草。
性味	性微寒，味甘、淡。
功能	润肺止咳，清心安神。
主治	肺热咳嗽，干咳，痰中带血，口渴咽干，眩晕，胸闷。

沿阶草

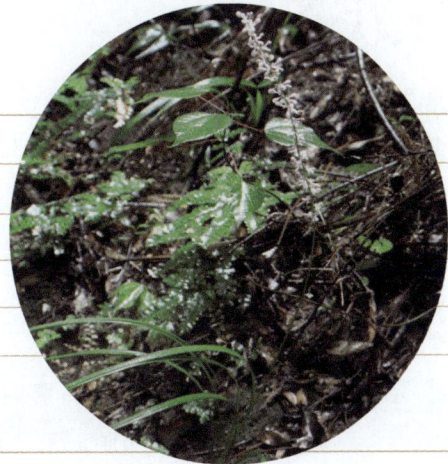

别名	绣墩草、长命草。
科属	百合科、沿阶草属。
学名	*Ophiopogon bodinieri* Levl.
药用	根、茎、叶。
性味	性微寒，味甘、微苦。
功能	养阴，生津，润肺，止咳。
主治	肺燥干咳，肺痈，阴虚劳嗽，心烦失眠，咽喉疼痛，肠燥便秘，血热吐衄。

麦 冬

别名	麦门冬、寸冬。
科属	百合科、沿阶草属。
学名	*Ophiopogon japonicus*（Linn. f.）Ker-Gawl.
药用	块根。
性味	性微寒，味甘、微苦。
功能	清心除烦，润肺止咳。
主治	肺结核，肺燥咳嗽，津液亏耗，阴虚潮热，咯血，咽喉炎，便秘，失眠。

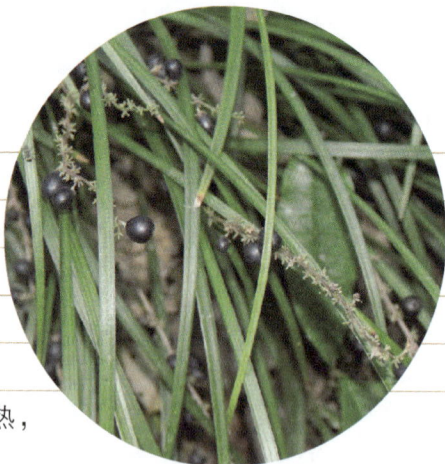

菝 葜

别名	金刚兜。
科属	菝葜科、菝葜属。
学名	*Smilax china* L.
药用	根状茎、叶。
性味	性平，味甘、酸。
功能	祛风湿，利小便，消肿毒，止痛。
主治	筋骨酸痛，肌肉麻木，风湿性关节炎等。

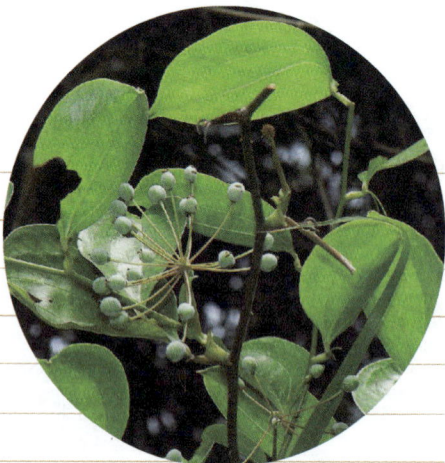

土茯苓

别名	硬饭头、土茯。
科属	菝葜科、菝葜属。
学名	*Smilax glabra* Roxb.
药用	茎、根。
性味	性平，味甘、淡。
功能	解毒化湿，止痒消肿。
主治	风湿骨痛，消化不良，腹泻，肾炎，膀胱炎，恶疮肿毒，疖肿，无名肿毒。

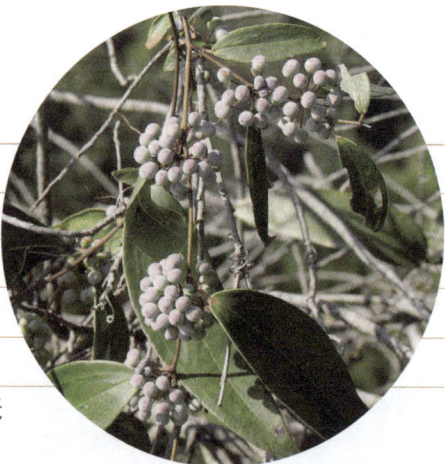

粉背菝葜

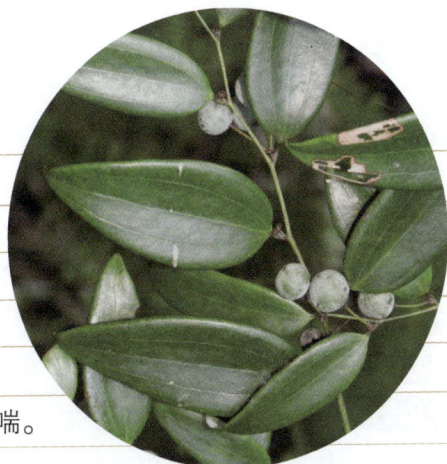

别名	长叶菝葜、粉条菝葜。
科属	菝葜科、菝葜属。
学名	*Smilax hypoglauca* Benth.
药用	根、根状茎。
性味	性平，味甘、微苦。
功能	祛风湿，通经络，祛痰止咳。
主治	风湿痹痛，劳伤腰痛，跌打损伤，咳嗽气喘。

暗色菝葜

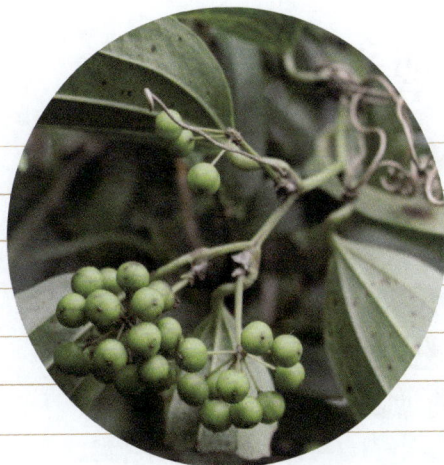

别名	白土苓。
科属	菝葜科、菝葜属。
学名	*Smilax lanceifolia* var. *opaca* A. DC.
药用	根状茎。
性味	性平，味甘。
功能	活血散瘀，祛风除湿。
主治	跌打损伤，风湿骨痛。

石菖蒲

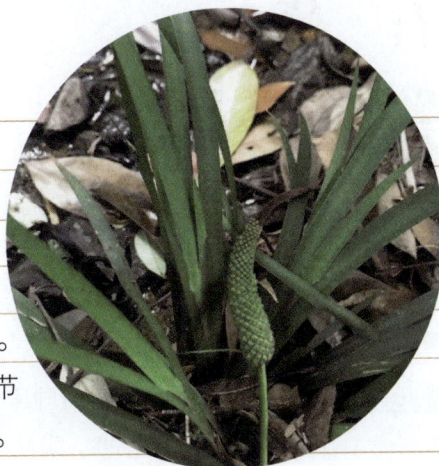

别名	水剑草、石香符。
科属	天南星科、菖蒲属。
学名	*Acorus tatarinowii* Schott
药用	根状茎。
性味	性温，味辛。
功能	温中健胃，理气止痛，开窍化痰，祛风除湿。
主治	慢性胃炎，胃溃疡，消化不良，风湿性关节炎，热病神昏，耳鸣，耳聋，健忘，癫狂。

广东万年青

别名	大叶万年青。
科属	天南星科、广东万年青属。
学名	*Aglaonema modestum* Schott ex Engl.
药用	全草。
性味	性寒，味微苦，有小毒。
功能	凉血解毒，利水通淋。
主治	肾炎，膀胱炎，尿道炎，小便刺痛，咽喉肿痛，蛇、虫、猫、狗咬伤。外治疔疮肿毒，小儿脱肛。

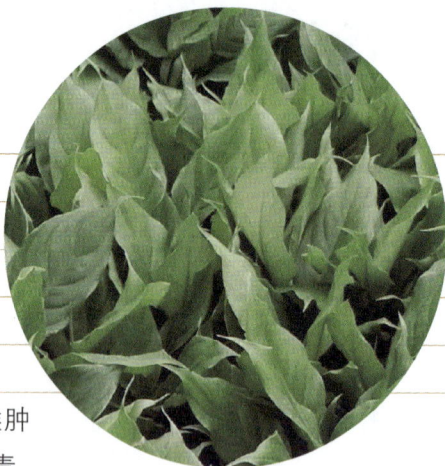

犁头尖

别名	土半夏、独角莲。
科属	天南星科、犁头尖属。
学名	*Typhonium divaricatum*（L.）Decne.
药用	块茎。
性味	性温，味辛，有毒。
功能	解蛇毒，消肿散瘀。
主治	毒蛇咬伤，无名肿毒。

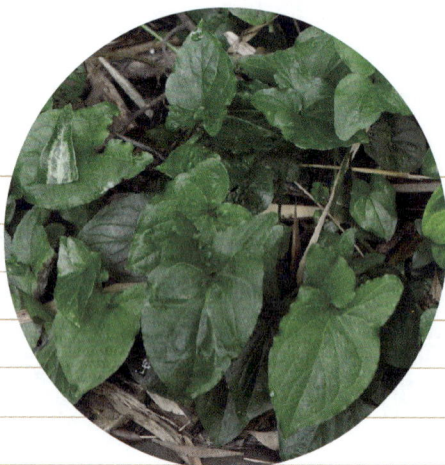

石　蒜

别名	蟑螂花、龙爪花。
科属	石蒜科、石蒜属。
学名	*Lycoris radiata*（L'Her.）Herb.
药用	鳞茎。
性味	性温，味辛，有毒。
功能	祛痰，利尿，解毒，催吐。
主治	喉风，水肿腹水，痈疽肿毒，疔疮，瘰疬，食物中毒，痰涎壅塞，黄疸。

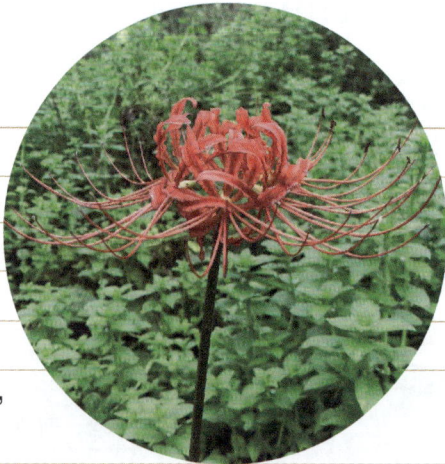

参　薯

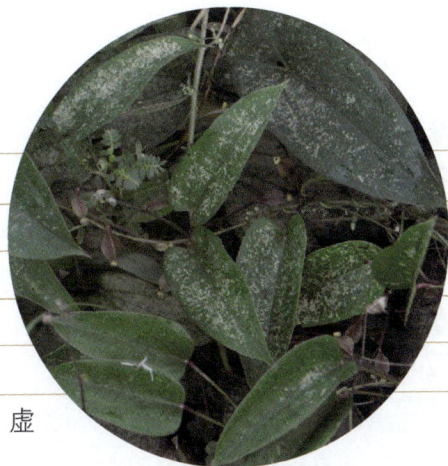

别名	毛薯、大薯、薯子。
科属	薯蓣科、薯蓣属。
学名	*Dioscorea alata* L.
药用	块茎。
性味	性平，味甘，无毒。
功能	健脾止泻，益肺滋肾，解毒敛疮。
主治	脾虚泄泻，肾虚遗精，带下，小便频数，虚劳咳嗽，消渴，疮疡溃烂，烫火伤。

桄　榔

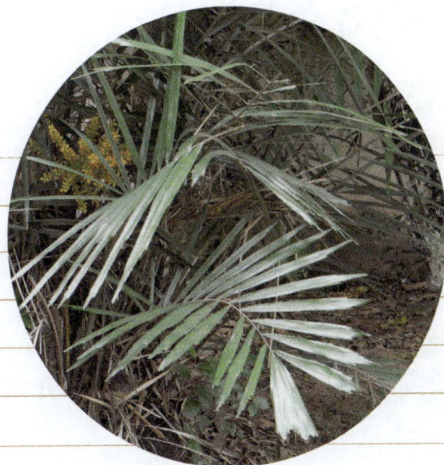

别名	桄榔子。
科属	棕榈科、桄榔属。
学名	*Arenga pinnata*（Wurmb.）Merr.
药用	果实。
性味	性平，味苦。
功能	祛瘀破积，止痛。
主治	产后血瘀腹痛，心腹冷痛。

石　斛

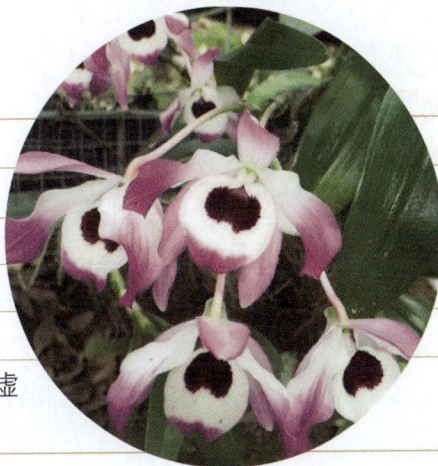

别名	金钗石斛。
科属	兰科、石斛属。
学名	*Dendrobium nobile* Lindl.
药用	茎。
性味	性微寒，味甘。
功能	益胃生津，滋阴清热。
主治	阴伤津亏，口干烦渴，食少干呕，病后虚热，目暗不明。

铁皮石斛

别名	黑节草、云南铁皮。
科属	兰科、石斛属。
学名	*Dendrobium officinale* Kimura et Migo
药用	茎。
性味	性微寒，味甘。
功能	益胃生津，滋阴清热。
主治	阴伤津亏，口干烦渴，食少干呕，病后虚热，目暗不明。

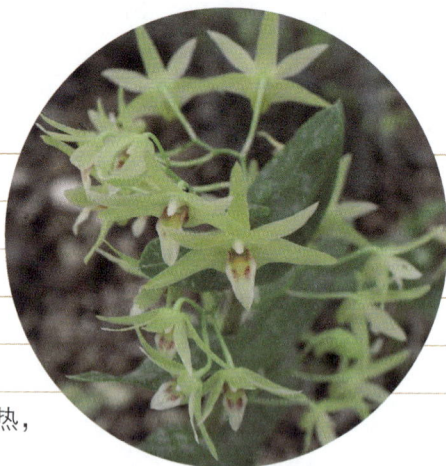

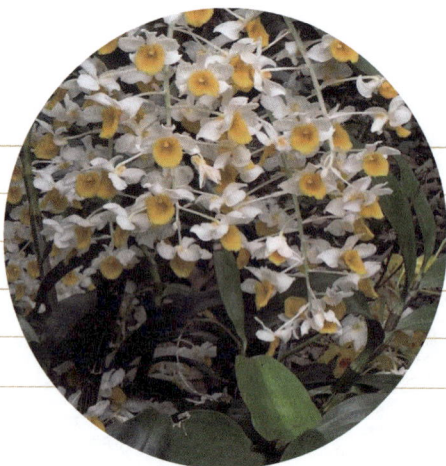

球花石斛

别名	无。
科属	兰科、石斛属。
学名	*Dendrobium thyrsiflorum* Rchb. f.
药用	茎。
性味	性微寒，味甘。
功能	益胃生津，滋阴清热。
主治	阴伤津亏，口干烦渴，食少干呕，病后虚热，目暗不明。

高斑叶兰

别名	穗花斑叶兰、斑叶兰。
科属	兰科、斑叶兰属。
学名	*Goodyera procera*（Ker-Gawl.）Hook.
药用	全草。
性味	性温，味苦、辛。
功能	祛风除湿，养血舒筋，润肺止咳，止血。
主治	风湿性关节痛，半身不遂，肺痨咯血，咳喘，病后虚弱，肾虚腰痛，淋浊，黄疸，咳嗽痰喘，跌打损伤。

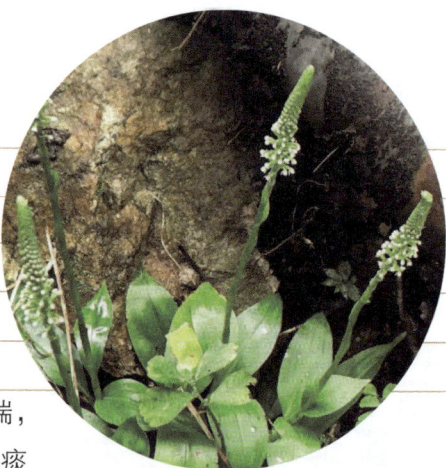

见血青

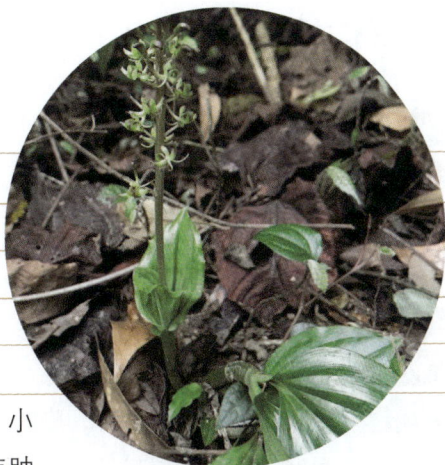

别名	无。
科属	兰科、羊耳蒜属。
学名	*Liparis nervosa* (Thunb. ex A. Murray) Lindl.
药用	全草。
性味	性寒，味苦。
功能	清热，凉血，止血。
主治	肺热咯血，吐血，肺热咳嗽，风湿痹痛，小儿惊风，附骨疽。外用于创伤出血，疮疖肿毒，跌打损伤，皮炎，毒蛇咬伤。

浆果薹草

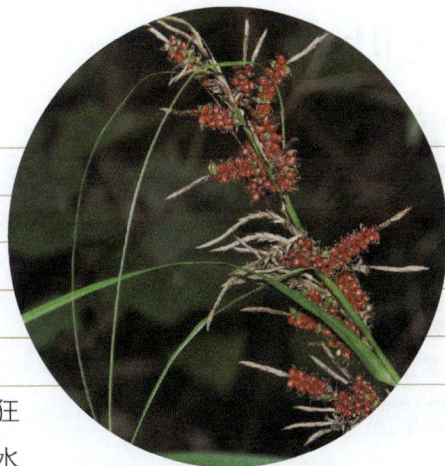

别名	红稗子。
科属	莎草科、薹草属。
学名	*Carex baccans* Nees
药用	全草。
性味	性微寒，味苦、涩。
功能	凉血，止血，调经。
主治	月经不调，崩漏，鼻衄，消化道出血，狂犬咬伤。透疹止咳，补中利水，麻疹，水痘，顿咳，水肿，脱肛。

香附子

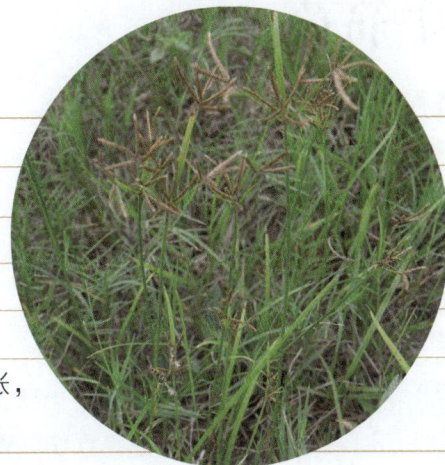

别名	草头香、铲不尽、雷公头。
科属	莎草科、莎草属。
学名	*Cyperus rotundus* L.
药用	根、茎。
性味	性温，味辛、微苦，气香。
功能	调经行气，散寒止痛，舒肝解郁。
主治	月经不调，肝气郁结，神经性胃痛，腹胀，胸膈满闷，苦酸呕吐，皮肤瘙痒。

黑莎草

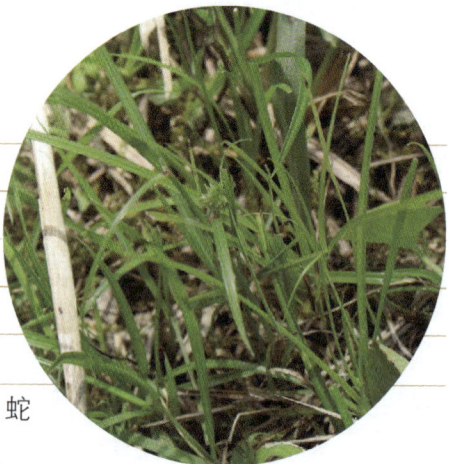

别名	大头茅草、碰草茅草。
科属	莎草科、黑莎草属。
学名	*Gahnia tristis* Nees
药用	茎、叶。
性味	性平，味辛、微苦、微甘。
功能	疏肝理气，调经止痛。
主治	肝胃不和，气郁不舒，胸胁胀痛，痰饮痞满，月经不调，崩漏带下。

短叶水蜈蚣

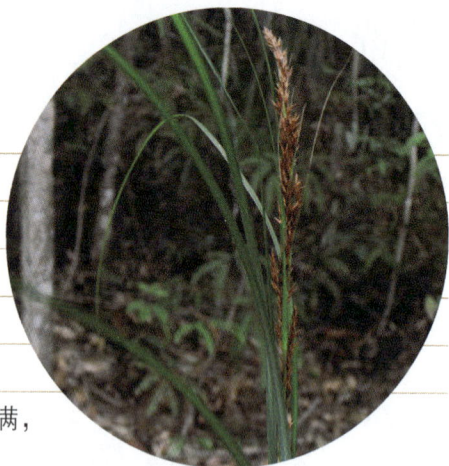

别名	耙齿草、水雷公、三稔菊。
科属	莎草科、水蜈蚣属。
学名	*Kyllinga brevifolia* Rottb.
药用	全草。
性味	性平，味辛，气微香。
功能	疏解风热，消肿止痛，镇咳祛痰。
主治	感冒风热，百日咳，气管炎，咽喉肿痛，蛇咬伤，跌打扭伤。外治铁器刺伤，乳腺炎。

牛筋草

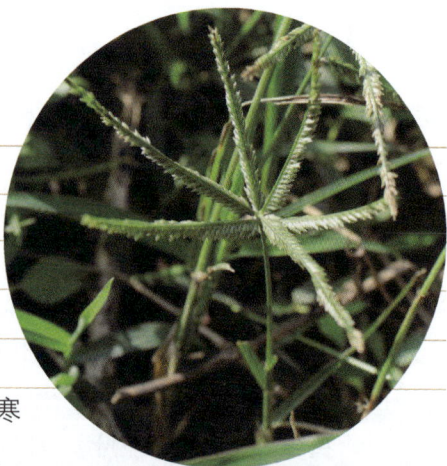

别名	野栗草、蟋蟀草、千人踏。
科属	禾本科、䅟属。
学名	*Eleusine indica* （L.） Gaertn.
药用	全草。
性味	性平，味甘。
功能	清热利水，行气止痛。
主治	预防脑炎，肺热咳嗽，小便不利，痢疾，寒疝，消化不良，跌打损伤。外治刀伤出血。

白　茅

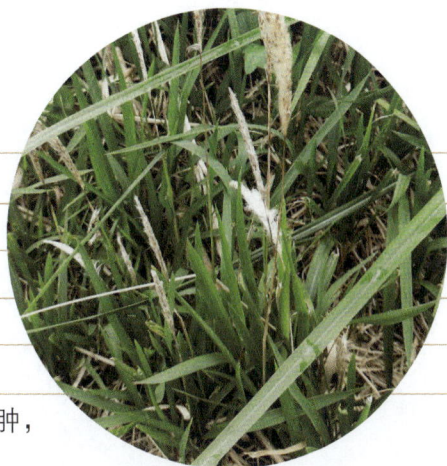

别名	苏茅根、白茅根。
科属	禾本科、白茅属。
学名	*Imperata cylindrica*（L.）Beauv.
药用	根、茎、花。
性味	性凉，味甘。
功能	凉血止血，清热利水。
主治	咯血，衄血，吐血，泌尿性感染，肾炎水肿，口舌生疮。

淡竹叶

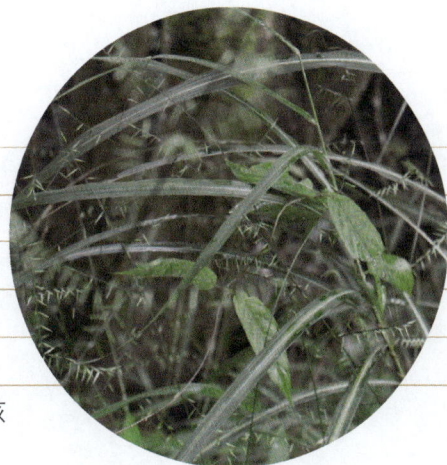

别名	假麦冬（大埔）、山鸡米。
科属	禾本科、淡竹叶属。
学名	*Lophatherum gracile* Brongn.
药用	全草。
性味	性凉，味甘、淡。
功能	清热除烦，利小便。
主治	热病烦渴，口舌生疮，小便不利，感冒咳嗽，支气管炎。